ダルい、むくむ、体重増加が止まらないあなたへ

不調を治す 血糖値が下がる 食べ方

消化器外科医、ヘルスコーチ
石黒成治

クロスメディア・パブリッシング

まずは、作って食べてみる。

実践が第一です。今までの食習慣を変えましょう。

結局、どんなものを食べればよいのか？

そんな読者のみなさまへの回答として、
10のレシピを考えてみました。
料理が苦手な方でも、すぐにできる簡単調理です。

なかには苦手な食材もあるかもしれませんので、
本書を読みながらアレンジしてみてください。

ズボラでも作れる

機能回復レシピ

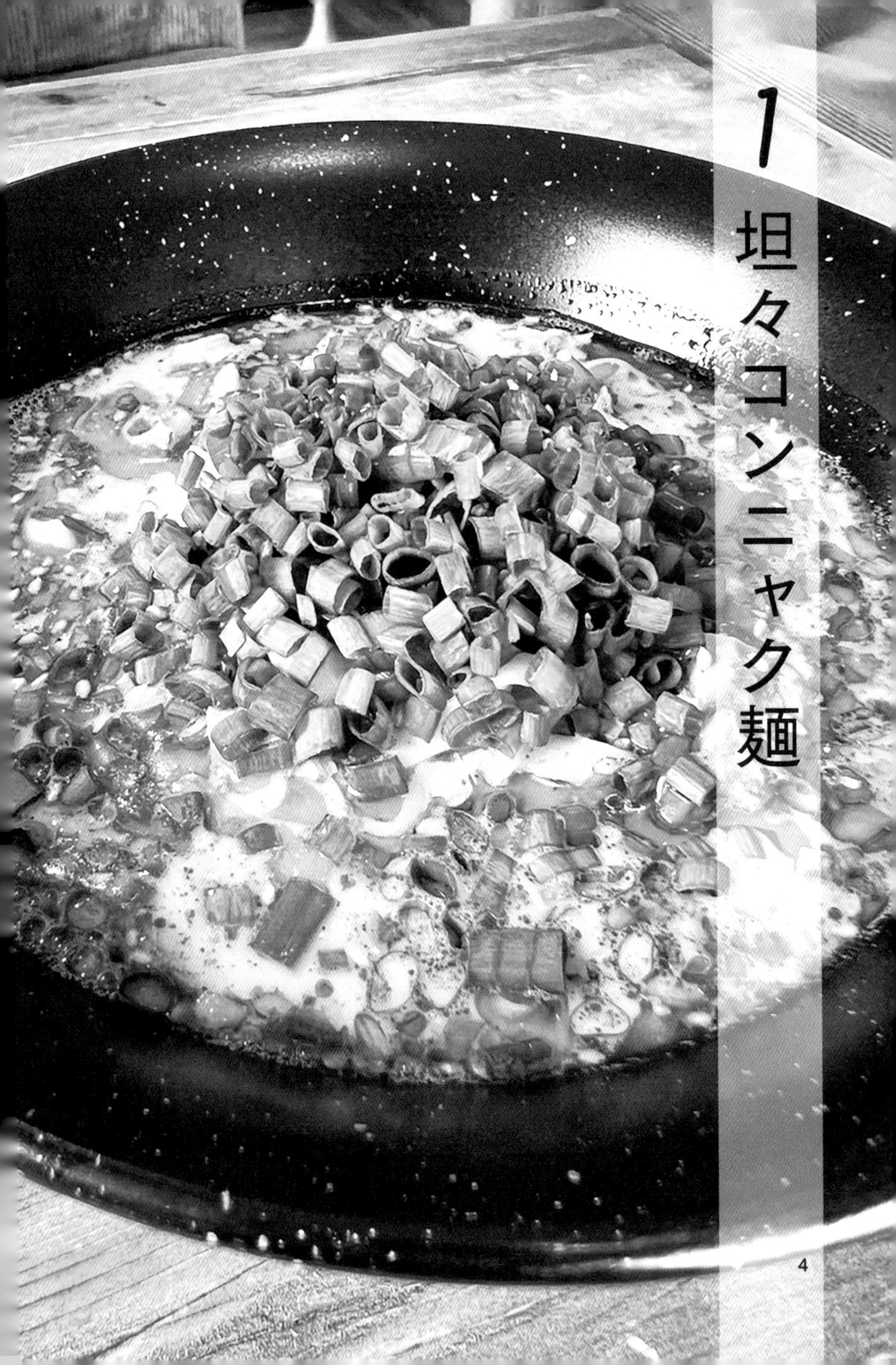

1 坦々コンニャク麺

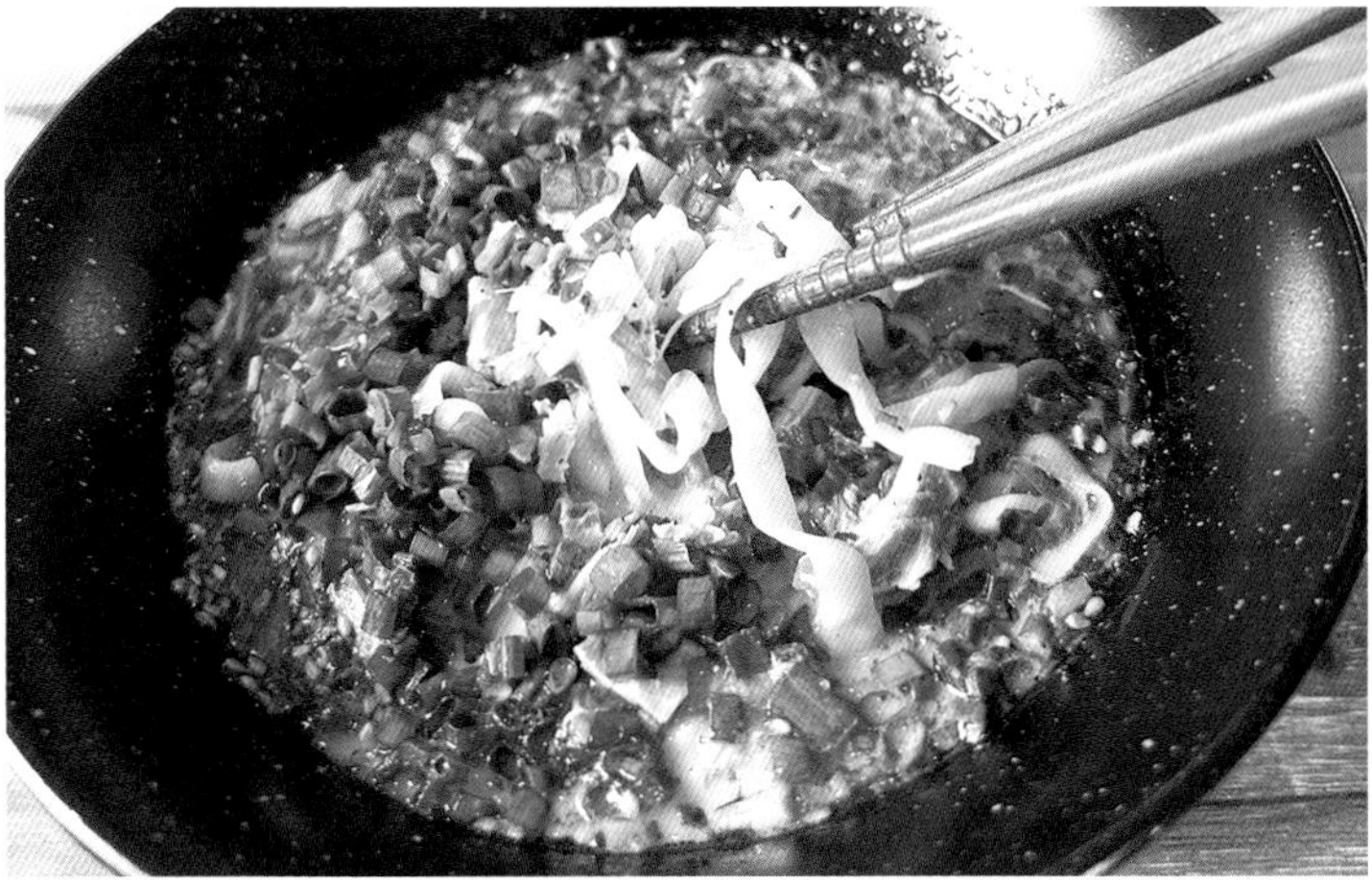

材料（1人前）

B	**コンニャク麺**	1パック
B	**豆乳**	50cc
C	**刻み青ネギ**	たっぷり
C	**ゴマ油**	少々
A	**水**	200cc
A	**鯖缶**	1/2缶
A	**生姜チューブ**	2cm
A	**ニンニクチューブ**	2cm
A	**豆板醤**	お好みの辛さで
A	**鶏がらスープ又は玉ネギ塩麹**	大さじ1/2
A	**味噌**	大さじ1
A	**すりゴマ**	大さじ1

作り方

1 鍋にAを入れ、火にかけ混ぜ合わせながら温める。

2 Bのコンニャク麺を加え温まったら、豆乳を加える（沸騰させないように注意）。

3 器に移したら、Cの刻み青ネギと香りづけのゴマ油をかけて完成。

2 ニンニクきのこ鍋

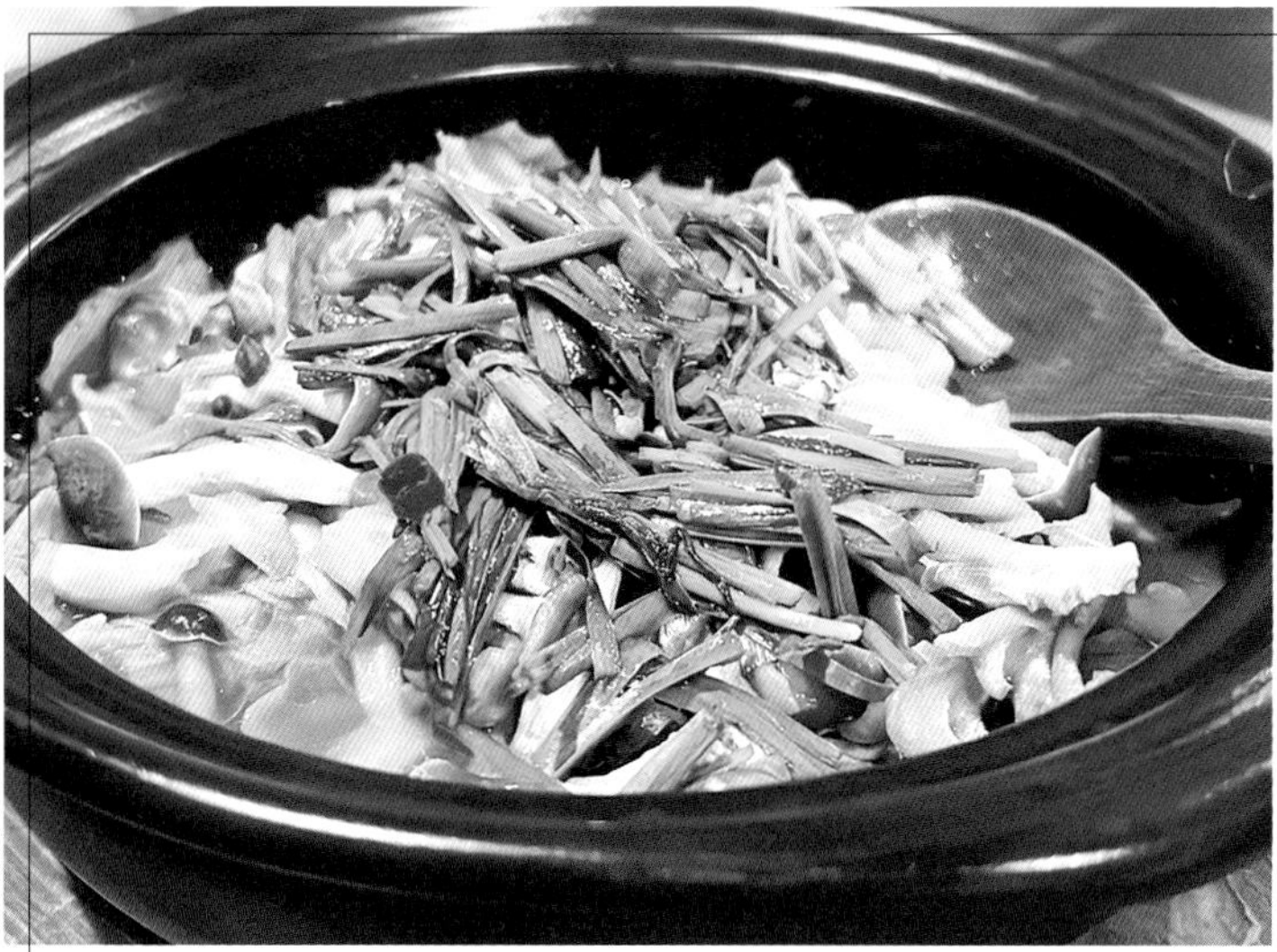

作り方

1 Aを鍋に入れ混ぜたら、Bのキャベツ、きのこ類、ニンニク、鷹の爪などを加え蓋をして加熱する。

2 火が通ったら、Cのニラをのせひと煮たちしたら、オリーブオイルをかける。

材料（1～2人前）

A
- **水** …… 150cc
- **鶏がらスープ又は玉ネギ塩麹** …… 大さじ1/2
- **醤油** …… 大さじ1

B
- **キャベツ**（食べやすい大きさにざく切り）…… 1/4個
- **エノキ**（石づきをとり、半分に切る）…… 1/2袋
- **舞茸**（石づきをとる）…… 1/2袋
- **シメジ**（石づきをとる）…… 1/2袋
- **ニンニク**（半分に切り、軽くつぶす）…… 2片
- **鷹の爪**（半分に切り、種を除く）…… 1本

C
- **ニラ**（4～5cmに切る）…… 1/2袋
- **オリーブオイル** …… 大さじ1
- **塩・コショウ** …… 適宜（お好みで）

3 参鶏湯《サムゲタン》風スープ

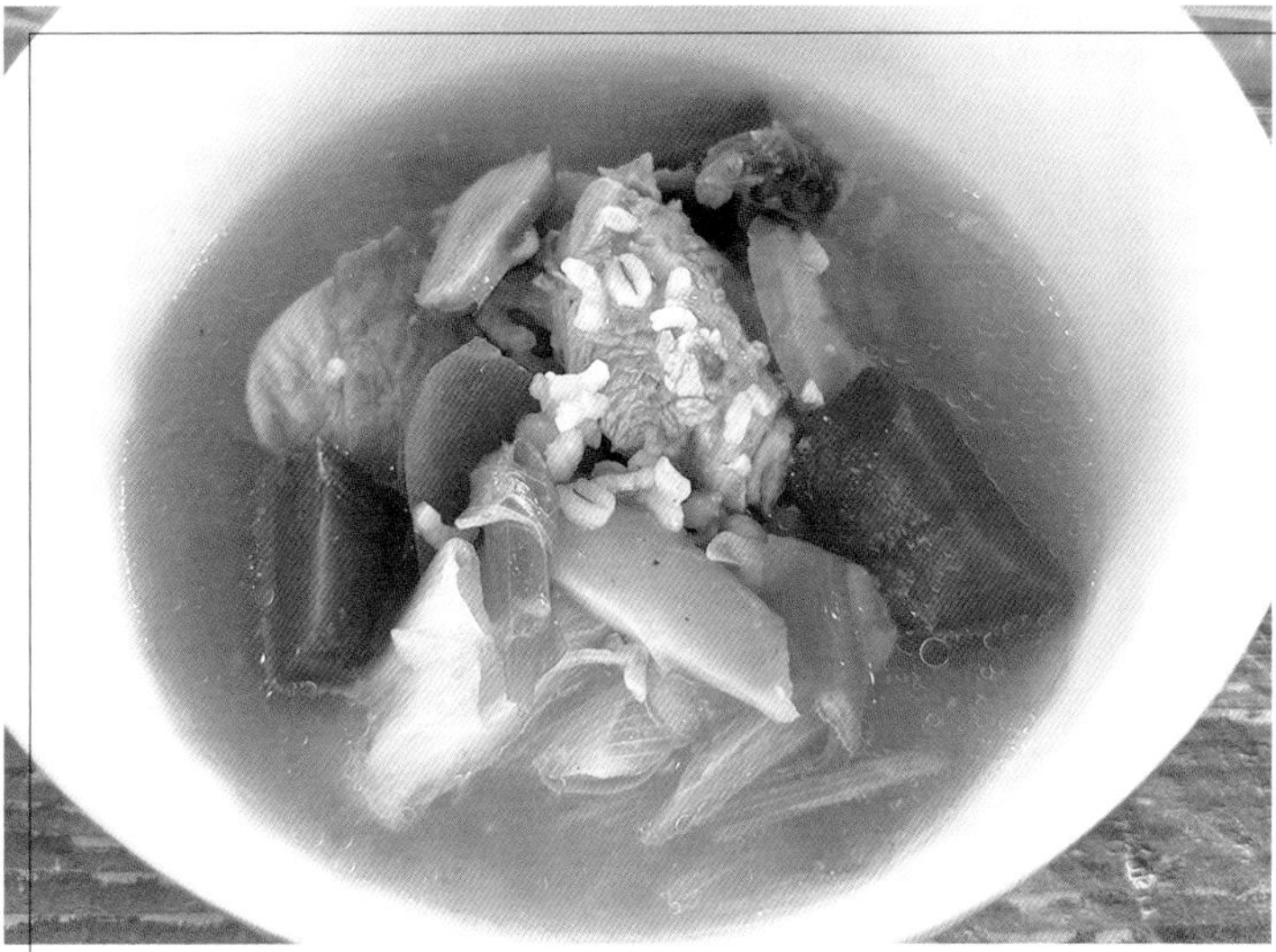

作り方

1 Aの全ての材料を鍋に入れ、火にかけ沸いてきたら灰汁を取り除き、火を弱めて蓋をし、途中時々かき混ぜながら30分ほど煮込む。

2 Bの塩、コショウで味を調える。

材料（2人前）

A

鶏手羽肉	4本
押し麦	大さじ1
白米	大さじ1
ニンジン	1/2本
白ネギ（1口大にざく切り）	1/2本
カブ（1口大にざく切り）	1個
生姜（薄切り）	1かけ
ナツメ（あれば）	1個
松の実	大さじ1
水	500cc
鶏がらスープ	大さじ1
又は玉ネギ塩麹	大さじ2

B

塩・コショウ	適宜

4 サラダチキン＆万能ニラだれ

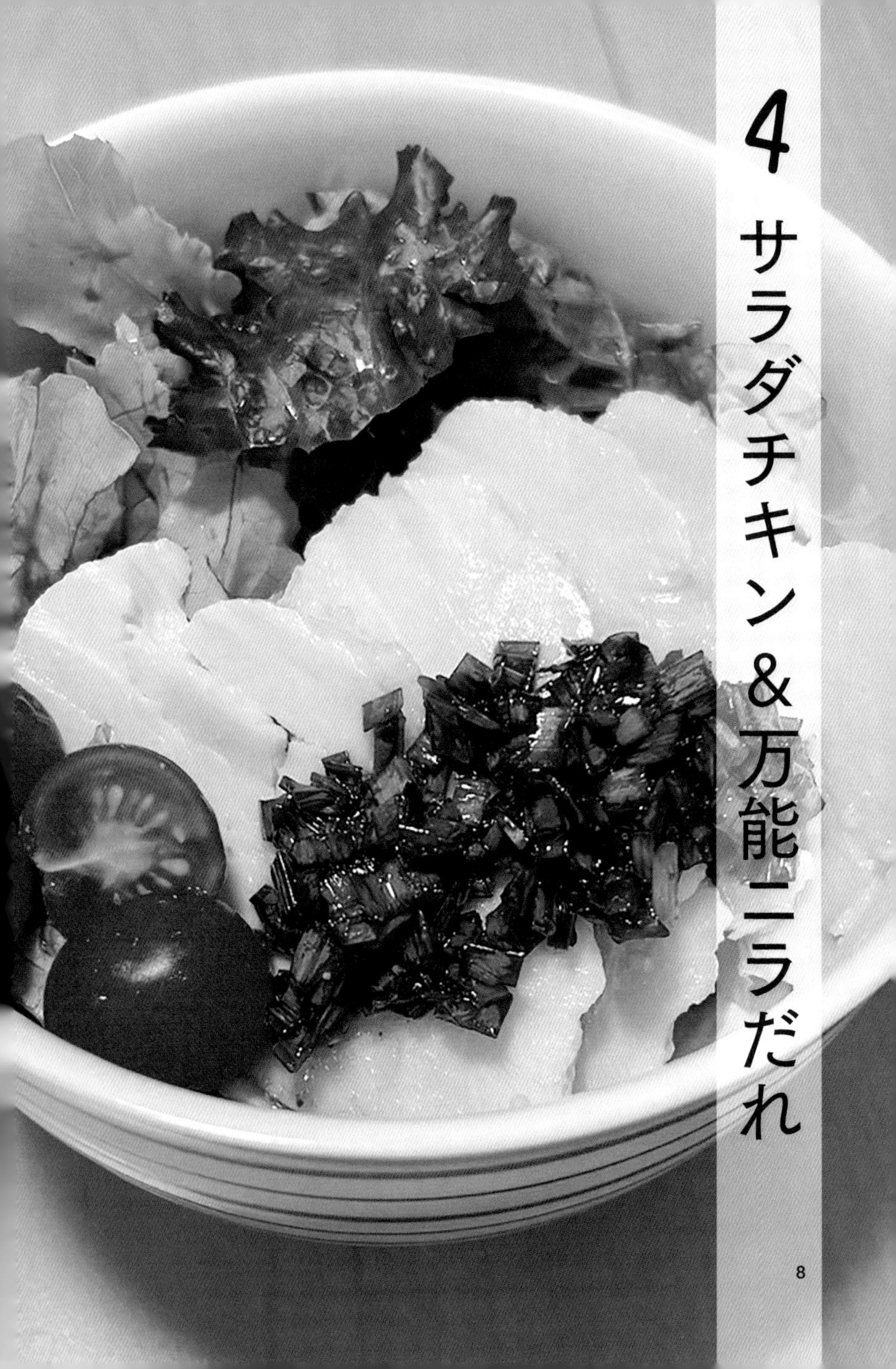

材料（1人前）

A
- **鶏胸肉** ……………… 1枚
- **塩** ……………… 小さじ1/2
- **砂糖** ……………… 小さじ1

（※塩、砂糖の代わりに塩麹　大さじ1でも可）

B
- **ニラ**（細かく刻む）…… 1/2束
- **醤油** ……………… 大さじ2
- **オリーブオイル** …… 大さじ2
- **リンゴ酢** ………… 小さじ2
- **甜菜糖《てんさいとう》** ………… 小さじ2
- **七味唐辛子** ……… お好みで

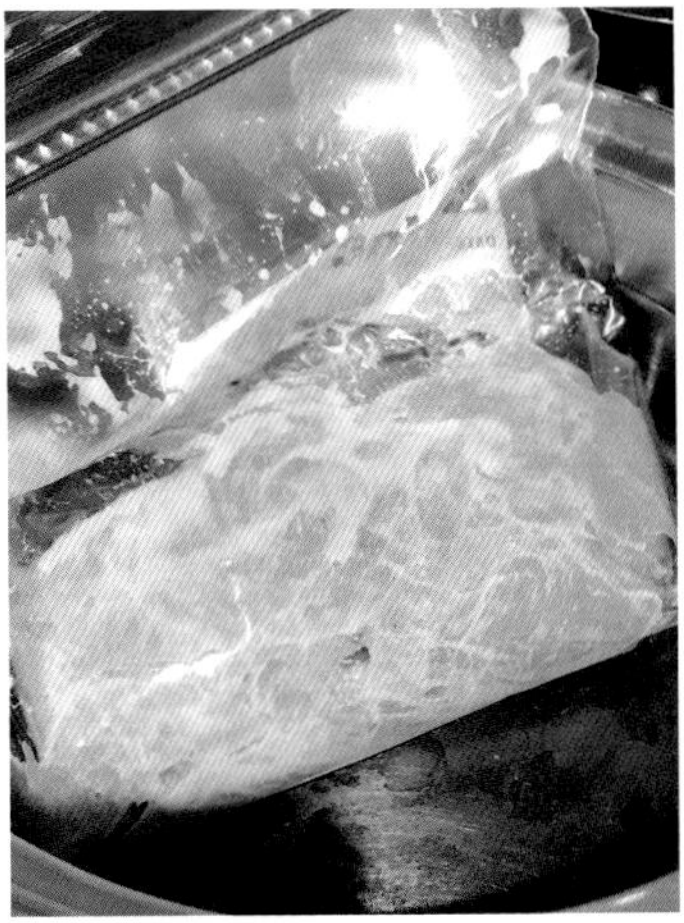

作り方

1 Aの鶏胸肉はフォークなどで数カ所穴をあけ、耐熱性の保存袋に入れ、塩と砂糖又は塩麹を加え、袋の上からよく揉み込んでおく。

2 空気を抜き、口を閉じます（一晩冷蔵庫で休ませると美味しく仕上がります）。

3 たっぷりの湯を沸かし、沸騰したら保存袋のチキンを入れ、蓋をして火を止める。

4 そのまま1時間ほどしたら鍋から取り出し、粗熱をとって冷蔵庫で冷やす。

5 Bの材料を全て合わせ、よく混ぜたら完成。

※1サラダチキンをスライスした上に、ニラだれをかける。

※万能ニラだれは、豆腐や卵、ご飯にかけても美味しくいただけます。

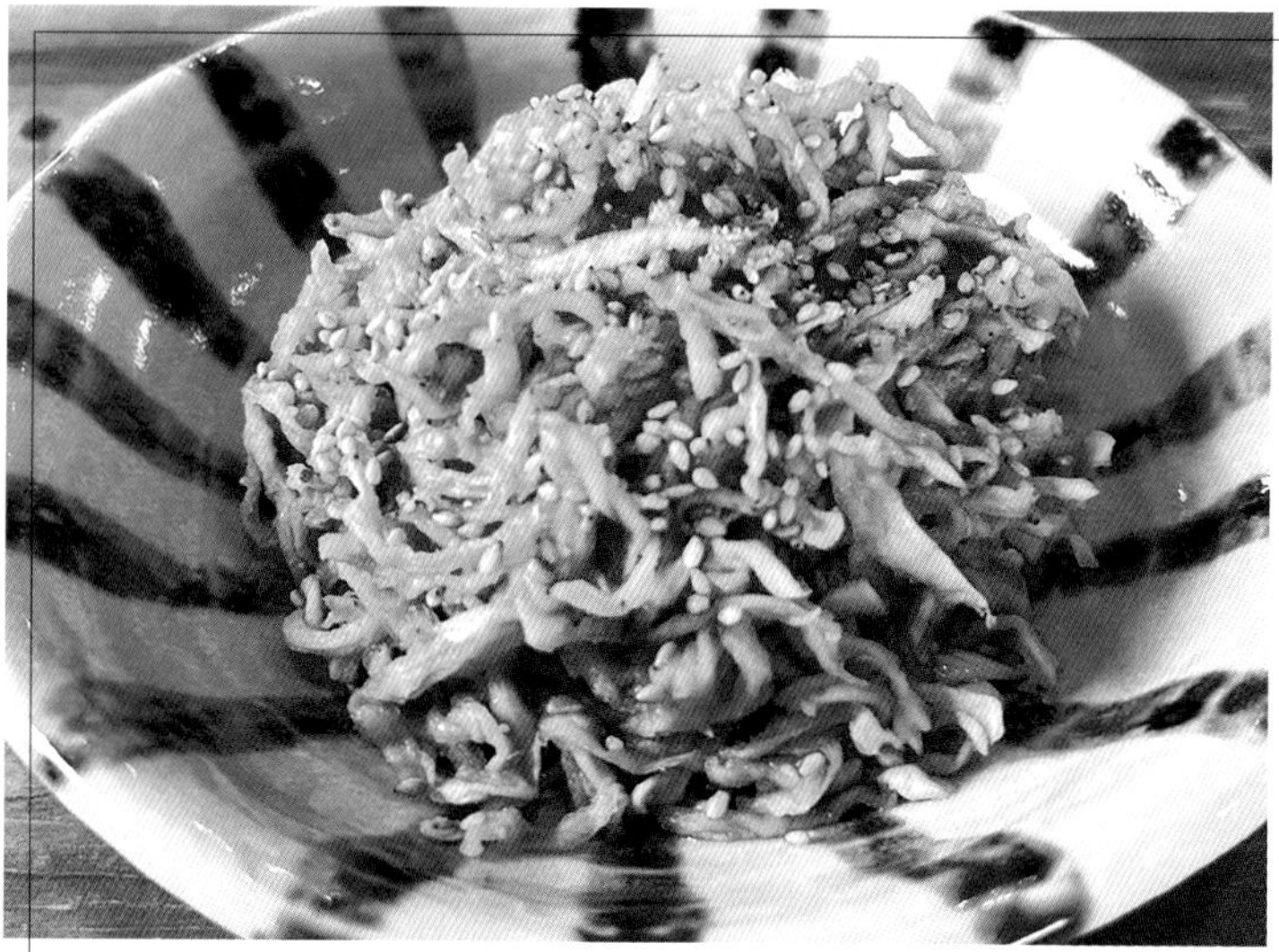

5 切り干しダイコンのナムル

作り方

1 Aの切り干しダイコンはほぐしながら水で洗い、ザルにあげておく。

2 残りの材料Bをボールなどで混ぜ合わせる。

3 Aの切り干しダイコンを食べやすく切り、Bに入れてよく合わせてなじませる。

材料（2人前）

A	切り干しダイコン	30g
B	ニンニクチューブ	少々
	すりゴマ	大さじ1
	リンゴ酢	小さじ1
	醤油	小さじ2
	みりん	小さじ2
	ごま油	小さじ2

6 サラダ蕎麦

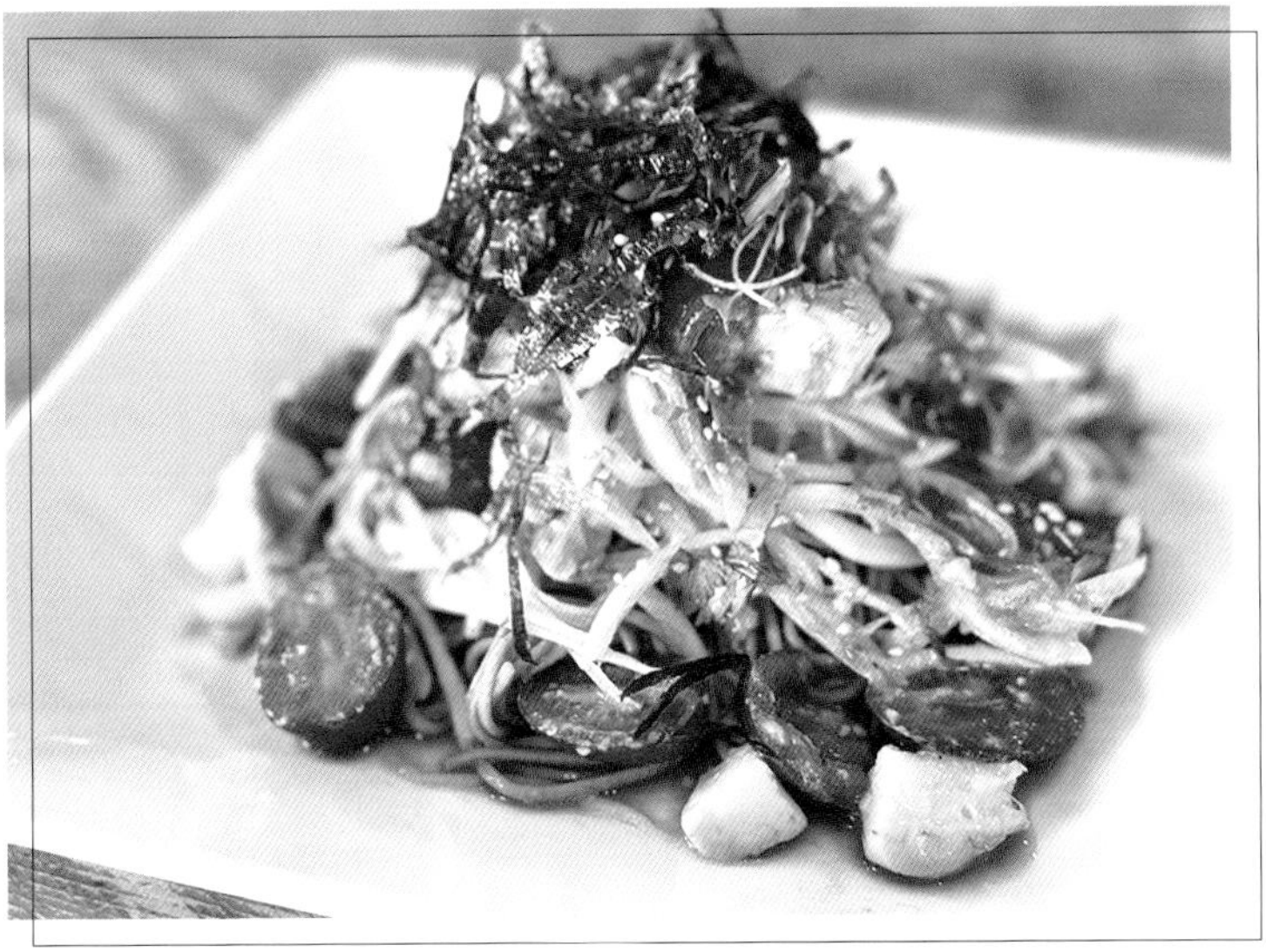

作り方

1 Aを合わせ、蕎麦の上にのせる。

2 その上にBを合わせたつゆを上からかける。

3 Cのブロッコリースプラウト、刻んだ大葉と海苔をたっぷりかけていただく。

材料（作りやすい分量）

A
- 蕎麦 …… 100g
- アボカド（皮と種を除き一口大に切る） …… 1個
- プチトマト（半分に切る） …… 5個
- 玉ネギ（薄切り） …… 1/4個
- オリーブオイル …… 大さじ1
- レモン汁又は酢 …… 小さじ1
- 塩又は塩麹 …… 少々

B
- 麺つゆ …… 大さじ3
- いりゴマ、オリーブオイル …… 大さじ1

C
- 大葉 …… 3枚
- 海苔 …… 1/2枚
- ブロッコリースプラウト …… 適宜

7 まるごとニンジンのカレーピラフ

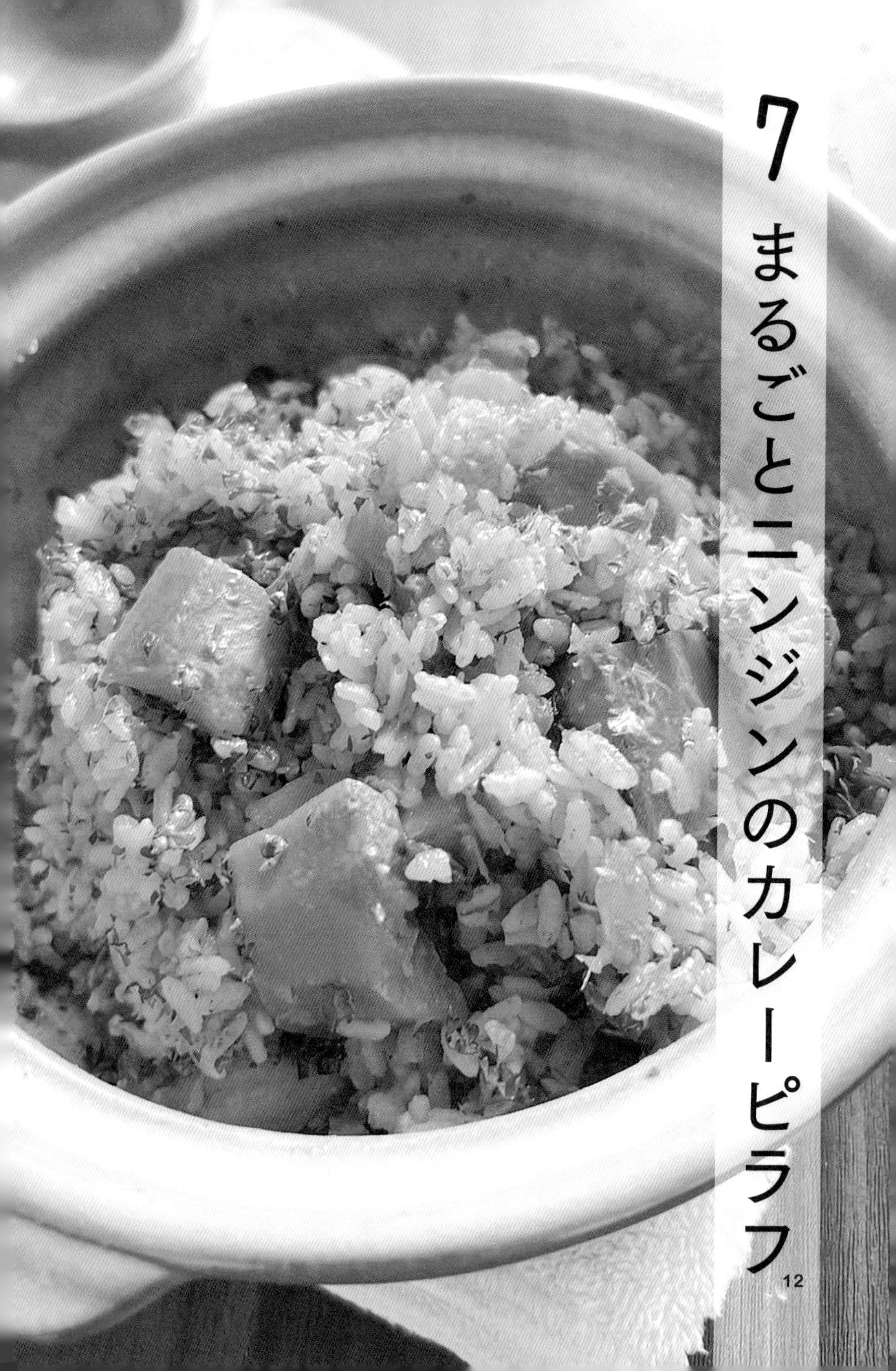

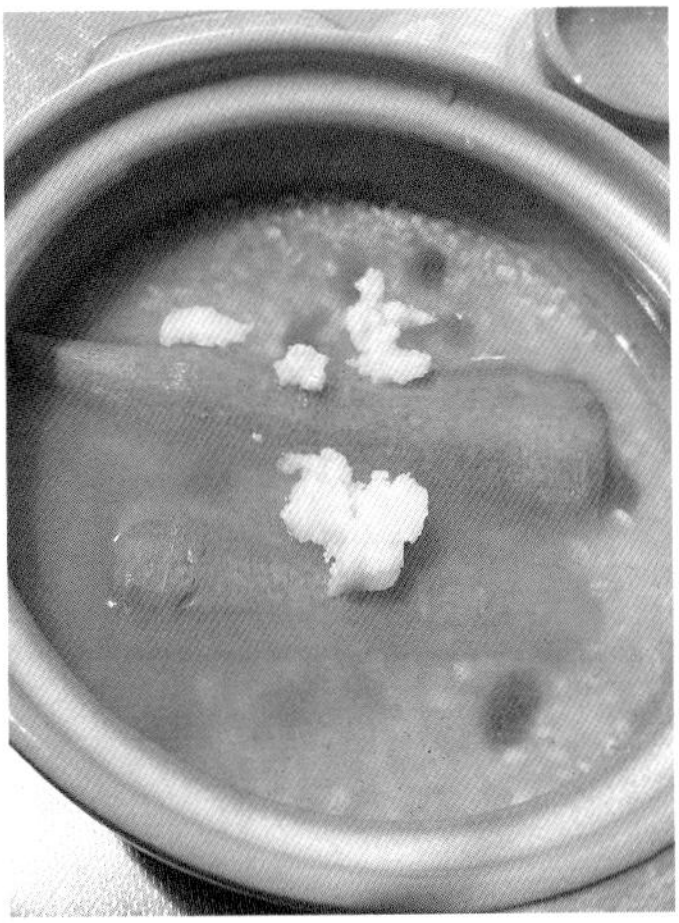

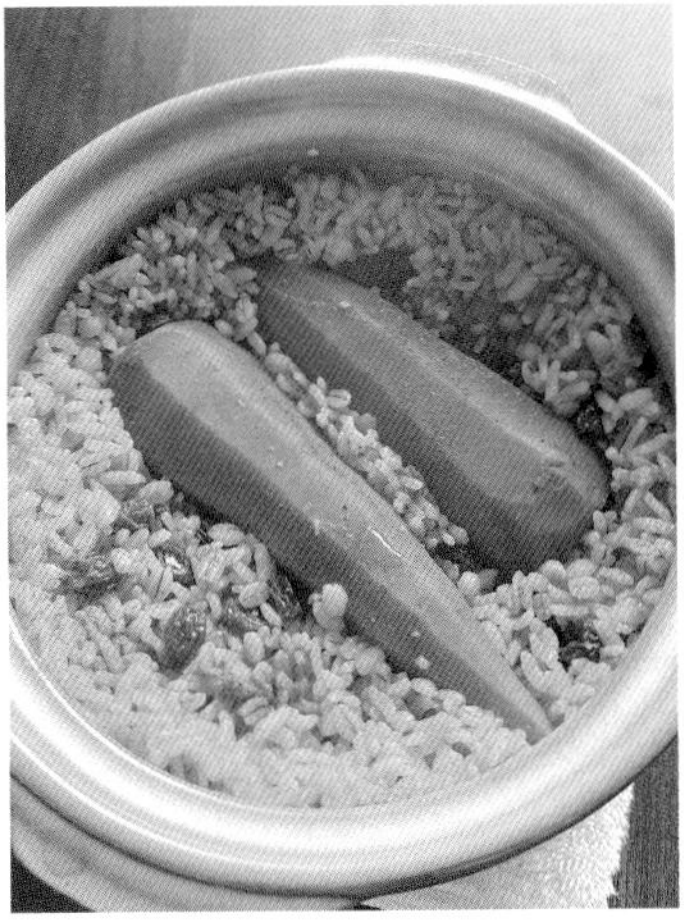

材料（3人前）

白米	2合	**ターメリック**	小さじ2
押し麦	大さじ2	**カレー粉**	小さじ2
ニンジン	1本	**ブラックペッパー**	少々
レーズン（お好みで）		**バター又は**	
塩	ひとつまみ	**ココナッツオイル**	小さじ1

作り方

1 白米をといで炊飯器に入れ、目盛り通りに水を加える。
2 ニンジンは皮をピーラーで剥き、他の材料も全て炊飯器に入れる。
3 通常の炊飯で炊く。
4 炊けたら、ニンジンをしゃもじで食べやすいサイズに崩しながら混ぜる。

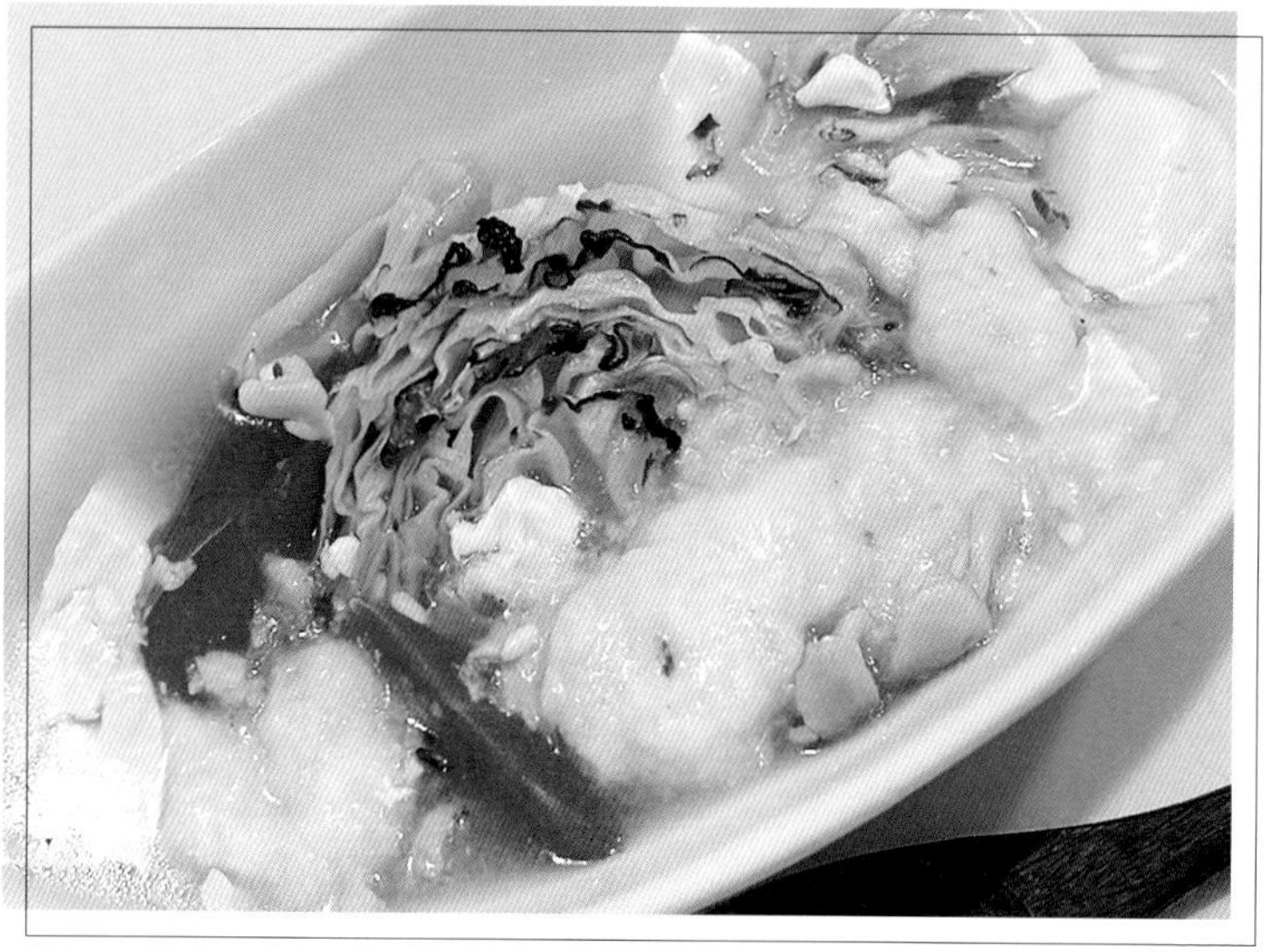

8 キャベツのとろろスープ

作り方

1 キャベツは、1/8個分のくし切りに切る。

2 鍋にオリーブオイルを熱しキャベツの両面に焼き色をつけ、小房の分けたブロッコリーも加える。

3 出汁を入れ野菜に火が通るまで中火で煮込み、豆腐は2～3等分に手でちぎりながら入れ、調味料も加える。

4 火を弱めナガイモをすりおろしながら加え、ふんわりしたら火を止める。

材料（2人前）

キャベツ	1/4個
ブロッコリー（ニンジン）	1/4個
ナガイモ	100g
豆腐	1/2丁
オリーブオイル	大さじ2
出汁	3カップ
醤油	大さじ1 （あれば玉ネギ塩麹　大さじ1）
塩・コショウ	適宜

9 おからのショコラケーキ

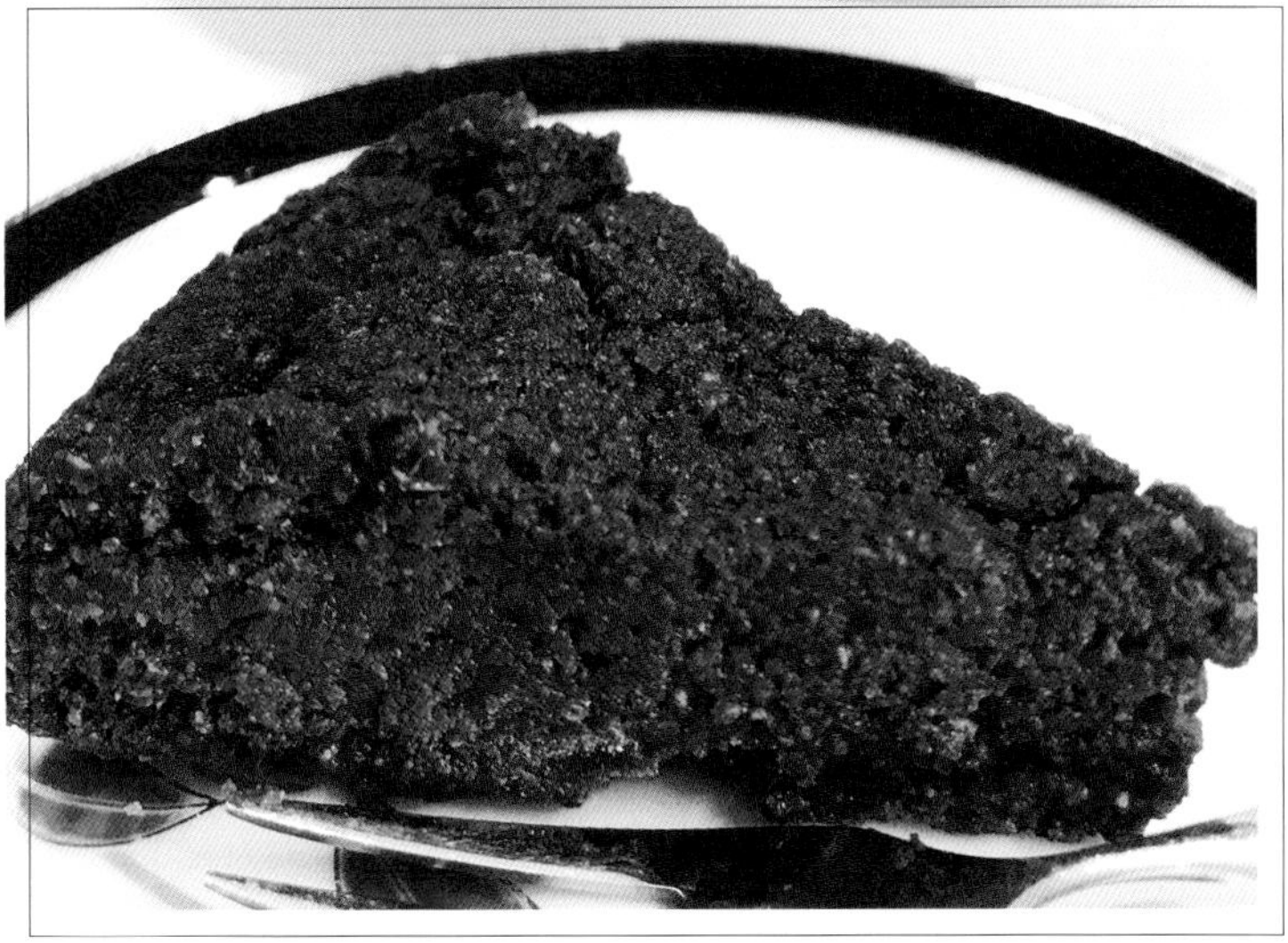

作り方

1 全ての材料をよく混ぜ合わせる。

2 お好みの型に流し入れ、170℃のオーブンで30〜40分焼く（蒸し器で蒸したり、炊飯器でもOK）。

3 粗熱がとれたら、冷蔵庫で冷やしていただく。

材料（作りやすい分量）

生おから	100g
純ココア	大さじ2.5
甜菜糖	40g
ベーキングパウダー	小さじ1
豆乳	50cc
卵	1個

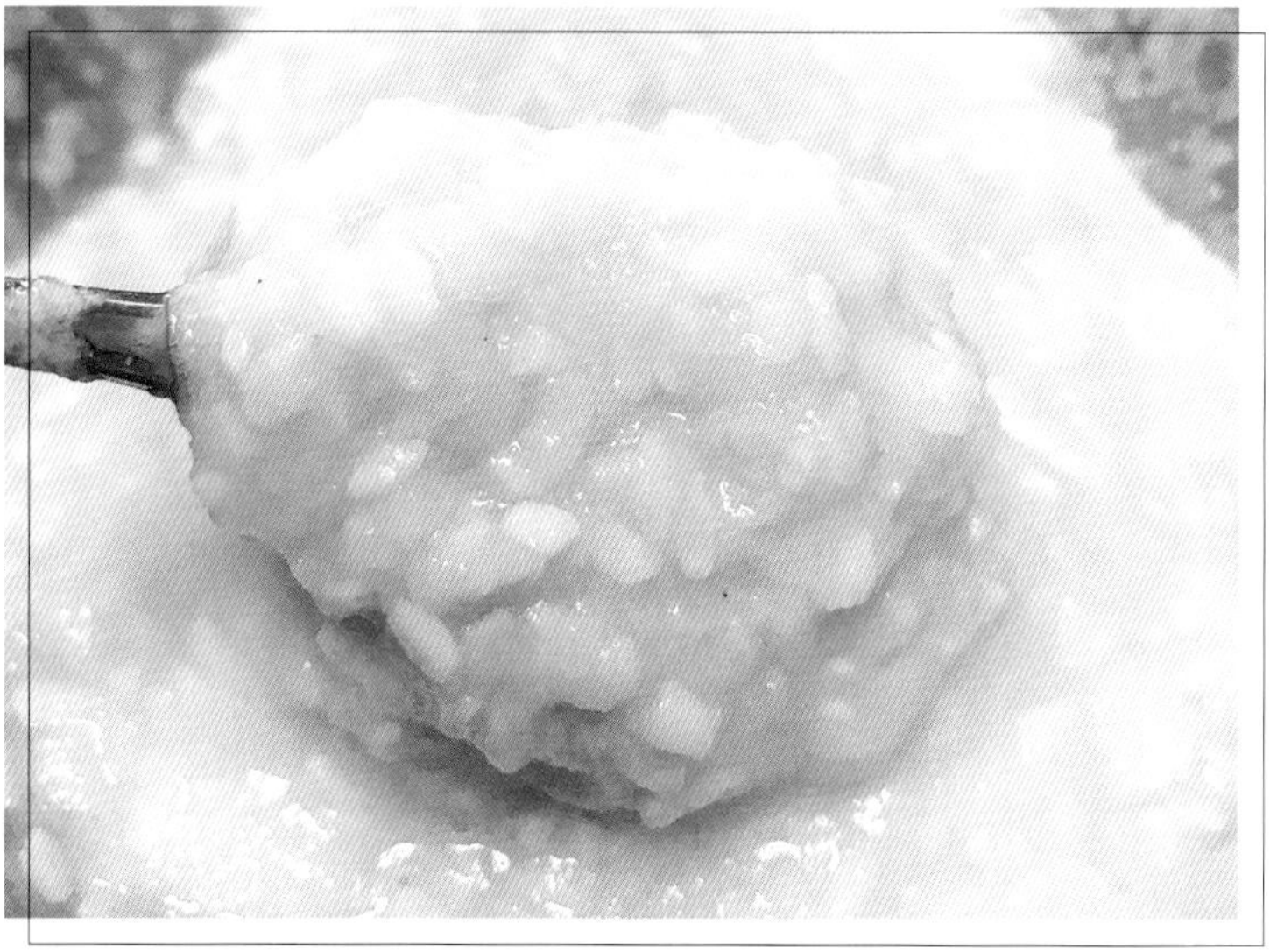

10 玉ネギ塩麹

作り方

1 米麹と塩をよくすり合わせる。

2 1に玉ネギのすりおろしを加え、よく混ぜる。

3 清潔な容器に移し常温で約1～2週間、毎日綺麗なスプーンで混ぜる。

4 とろみが出て、香りも変わり、旨味が出てきたら完成。蓋をして冷蔵庫で保存。

※万能調味料として、出汁、コンソメの代わりになる。

材料（作りやすい分量）

玉ネギ（すりおろし）…400g
米麹…150g
塩…40g

プロローグ　体がむくみ、倦怠感が続く日々を送っているあなたへ

毎年行われる健康診断で指摘される異常で多いのは、肥満（腹囲が基準値以上）、空腹時血糖値の上昇、脂質代謝の異常（中性脂肪上昇、ＬＤＬコレステロール上昇、ＨＤＬコレステロール低下）、そして肝機能異常（ＧＯＴ、ＧＰＴ、γ《ガンマ》-ＧＴＰの上昇）です。

これまで僕は幸い健康診断で異常を指摘されることはありませんでしたが、そんな時でも倦怠感を抱えながら生活をしていました。20代の頃は当直で一睡もしなくても、緊急手術を行っても翌朝から通常通りの勤務をしても、何ともありませんでした。その日に少し長めに睡眠をとれば、１日で回復していました。

しかし、40歳を超えるとそうはいかなくなります。長い手術を終えるとふくらはぎはパンパンになり、むくみのせいで靴下のゴムの痕がくっきりと残ります。そのけだるさのままバタンと寝ても翌朝ダルさを感じていたり、時には手術で高ぶった

興奮状態のままでなかなか睡眠に入れない状態になってしまうこともあります。疲労が1日で回復することはなく、その倦怠感を抱えたまま仕事をする生活になり、たまの休みでも遊びに出かけることが億劫になり、ゴロゴロしたまま1日を過ごしていました。

そんな状態であったとしても、健康診断ではとくに問題がないわけです。多くの人は健康診断の結果をあまり重要視していません。軽度の異常値であれば大して気にもせずそのまま生活しています。「要受診」という評価をもらうと、病院に行きなさいという指示が出るのでしかたなく来院します。ちょっとしたお小言をもらうことになりますが、その後とくに生活習慣を変えることはないので、ほとんどの人は翌年も何らかの値が基準値オーバーとなって健康診断でひっかかり続けることになります。

人は誰もが生まれた瞬間から死へ一直線に向かっています。その間、体の細胞は老化していきます。老化は細胞のダメージ（ＤＮＡのダメージ）をどんどん蓄積していくことによって引き起こされていきます。この細胞のダメージの程度はなかなか把握することができません。ダメージが蓄積していても、細胞が若いうちはなんとかその痛んでいる細胞を除去したり、他の機能で補ったりしながらそのダメージが体全体に影響を与えないように働き続けます。体の代償機能は高度であるため、よほどのダメージが蓄積しないと表には出てきません。すなわち、健康診断で何かがひっかかるということは、それが血圧であろうと、血糖値であろうと、中性脂肪の値であろうと、肝機能であろうと全身の細胞が代償しきれなかった結果、表れてきた数字であるということです。

健康診断でひっかかる前でも体に何らかの不調を抱えている人がほとんどです。体のだるさがぬけないとか、頭がぼーっとして働かないとか、腰が痛い、頭が痛い、胃腸の調子が悪いとかの症状が出ている場合は、細胞のダメージはかなり進んでいると考えなくてはいけません。

こういった症状は、体が発するサインです。体は何らかの不調が出ているから、その不調の原因を解消しないと「死へのスピードが加速しますよ」と教えてくれています。この不調の高速道路に乗ってしまった状態で、いくら薬を飲んで血圧を下げて血糖値を下げても、根本の不調は改善されていないのですから、不調へ加速するスピードはほとんど減速していません。体の代償機能には限界があります。

例えば心筋梗塞や脳梗塞、肝臓や腎臓のダメージが蓄積してしまっている状態では、残りの生涯を薬や、かなりつらい食事制限を強いられることになります。このような状態に陥ってしまえば、体を元の状態に戻すことはできません。病気の進行の過程では、必ずこの症状であれば引き返すことができるという地点があります。この段階で病気の根本原因である生活習慣の改善に取り組めば、一生薬を飲む必要もないですし、好きな物を食べられます。

これまで僕の書籍では、ほんの少し体の調子が悪いなと感じている人や更年期で体調の変化を感じて自分の健康に不安を覚えている人など、まだ病気とは言えない段階の人に健康を取り戻すというメッセージを書いてきました。

しかし、この本は45歳までの僕がそうだったように、体のだるさやおなか回りの贅肉など、体が十分なサインを出しているにもかかわらず、完全に無視して生活習慣を変えていない人たち、とくに血糖値や中性脂肪、尿酸値などの異常を指摘され、体に何らかの異常を感じ始める40代以降の人たちに向けて書いてみました。

多くの人にとって健康のありがたみは、それを完全に失って初めて気がつきます。自由に移動できること、自由に食べられること、病院に通わなくてもいいことが当たり前でなくなって初めて、これまでの生活習慣を後悔する人たちをたくさん見てきました。

体が異常を知らせるサインに敏感に反応して、脳梗塞、心筋梗塞、糖尿病による失明や腎不全、がんなどになる前に本書を参考にしてアクションを起こし始めてください。

これからの日本では、社会保障費が逼迫して病気になっても十分医療が受けられないような世の中も想定しなくてはいけません。現代ではすでに、自分の健康は自分で責任を持つ、健康に対しての自己責任が求められる時代になっているのです。

不調を治す 血糖値が下がる食べ方　目次

第2章　血糖値が下がる食べ方

第3章 肝機能や腎機能が高まる食べ方

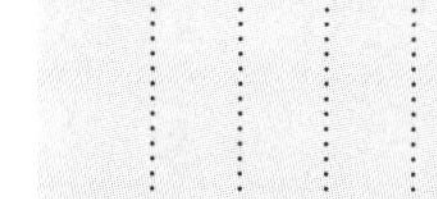

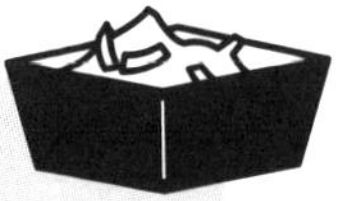

第4章 食習慣に関する、ツッコんだ質問に答えてみました

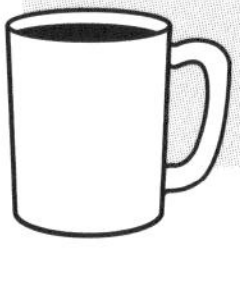

装丁　萩原弦一郎（256）

第1章

40代からの、シンプルな食べ方

washoku

1 だる重い、むくむ、何だか調子の悪い原因は？

40代の人で、「**体の調子がいいです**」と自信を持って言える人はどれくらいいるでしょうか？　外来で話を聞くかぎりでは、体のだるさ、眼精疲労、肩こりなどを訴え、何らかの不調を抱えている人がほとんどです。多くの時間を室内で過ごし、長時間座っていることを求められている現代人は、体調をコントロールすることが非常に難しくなっていると言えます。

何も特別な対策を意識しなければ、食事はコンビニでの弁当やスナックなどで簡単にすましてしまいますし、運動するための時間、睡眠時間を確保しない生活を繰り返すことになります。若いうちは細胞の回復力が高いため、それでも体は動きますが、年齢を重ねるとそうはいきません。

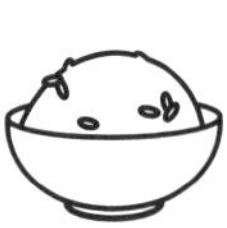

体は年々回復する能力を失っていきます。細胞の中ではエネルギーを生み出すために糖、アミノ酸、脂肪酸などを燃焼させてATPというエネルギーを作り出します。この**ATPをつくる段階で活性酸素が発生します。**この活性酸素は白血球などで細菌やウイルスを殺傷するために利用されますが、**過剰にありすぎると細胞のDNAを損傷してしまいます。**そのため活性酸素を適量におさえるために、活性酸素が発生した瞬間に体内の抗酸化物質（グルタチオンなど）や抗酸化酵素（SODスーパーオキシドジスムターゼなど）が活性酸素を処理します。**抗酸化物質が不足して酸化ストレスが増加すると、脂質、たんぱく質、DNAの変性が起こり、最終的にミトコンドリア機能の悪化と細胞死を引き起こします。**

年齢を経るにつれて、この抗酸化物質の中和効果が衰えていきます。すると、相対的に細胞にダメージを与える活性酸素をすぐに処理できなくなり、細胞の劣化が進むことになります。

慢性的な体のだるさ、むくみ、頭が冴えないという症状は細胞劣化のサインが体に表れている状態です。この状態では体のいたるところで慢性的な炎症が起こっています。この慢性の炎症が高血圧、糖尿病、高脂質血症、がん、認知症の原因となるわけですが、実際に病気として表れる前に10年から20年の〝目に見えない〟状態で体がじわじわと燃えています。この燃えている状態にあると、何だか調子が悪いなという、ちょっとした異常を感じるわけです。

アンチエイジングという言葉をよく聞くようになりましたが、この**エイジング（老化・劣化）を止めるためには、抗酸化物質が体の中で効率的に働けるようにしてあげることが必要**です。そのためには抗酸化物質を食品から意識的に摂取して抗酸化物質を体内に増やすことはもちろんですが、抗酸化物質を浪費しないようにしてあげなくてはいけません。

2

けっきょくは普段、何を食べているか？につきる

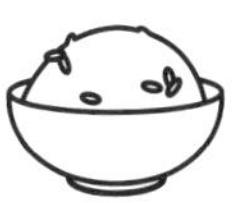

抗酸化物質が不足している状態で普段から生活していると、免疫力にも影響します。２０２０年から世界的なパンデミックを引き起こした新型コロナウイルスＣＯＶＩＤ－19は、活性酸素の産生を高めることにより感染を引き起こしました（Arch Med Res. 2020）。さらに、感染後は通常亢進するはずの抗ウイルス物質インターフェロンの分泌を低下させて、免疫力そのものが働かせないようにするとともに、進行すると活性酸素をさらに増加させて重症化させていきます（Front Immunol. 2020）。

重症化したＣＯＶＩＤ－19患者では、抗酸化物質であるビタミンＣが極端に不足します（Life（Basel）. 2021）。**普段から活性酸素に対する防御力が弱ければ、感染し**

やすく、そして重症化しやすいことは容易に想像がつきます。この対策は感染してからどうにかなるものでもなく、普段から対策しておく必要があります。

普段からできる抗酸化対策とは何でしょうか？　最も簡単かつ重要な対策は**「何を食べるか？」をしっかり考えることにつきます。**活性酸素を除去する成分は、様々なスパイス、ハーブ、果物、根菜類、野菜に含まれていますので、それらを意識して摂ることから始めます。

代表的な抗酸化物質である**ビタミンA（ニンジン、カボチャなど緑黄色野菜に含まれるβ-カロテン）、ビタミンC（ピーマン、キウイ、オレンジなど）、ビタミンE（アーモンド、アボカド、オリーブオイルなど）**を豊富に含む食品を摂取することはもちろん、それ以外に抗酸化のために、意識したい成分、それを含む食品を挙げますので、参考にしてみてください。

A ウコン

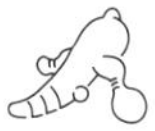

クルクミンはショウガ科の植物であるウコン（Curcuma longa L.）の根茎から得られるポリフェノールです。クルクミンには、**抗菌作用、抗ウイルス作用、抗真菌作用、抗酸化作用、抗炎症作用**など、幅広い生物学的作用を有しています（Molecules. 2018）。また腸内細菌叢を調節する能力により、過敏性腸症候群（ＩＢＳ）などの**胃腸疾患の治療に有効**です（J Clin Med. 2018）。活性酸素の半減期が非常に短いため、そのレベルを直接測定することは不可能ですが、脂質が酸化したマロンジアルデヒド（ＭＤＡ）という物質を測定することによって抗酸化能力を見ることができます。クルクミンはＭＤＡの濃度を下げて、優れた抗酸化効果を発揮します（Chin Med J（Engl）. 2017）。

B シナモン

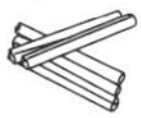

シナモンに含まれるシンナムアルデヒドは、シナモンの風味と臭いを与える天然に存在する有機化合物で、**抗菌作用、抗炎症作用、抗がん作用**など、さまざまな生

物学的特性を示します（Int J Mol Med. 2020）。動脈硬化は異常に酸化された低密度リポたんぱく質などの様々な有害因子によって慢性炎症反応が引き起こされ、動脈の壁の細胞や筋細胞が損傷された状態です。シンナムアルデヒドはＭＤＡの濃度を低下させて、抗動脈硬化効果を発揮します（Oxid Med Cell Longev. 2022）。シナモンは**血糖値を下げる効果でも有名**です。ただし、シナモンに含まれる「クマリン」という成分が肝障害を引き起こす可能性があるので要注意です。シナモンにはセイロンシナモンとカッシアシナモンの２種類があります。クマリンの含有濃度はカッシアシナモンに比べるとかなり低いため、**値段は高いのですがセイロンシナモンを選んでください。朝のコーヒーやスムージーなどに入れるのがおすすめです。**

C　ニンニク

ニンニクにはさまざまな生理活性物質が存在し、**抗酸化、抗炎症、心臓保護、抗菌、抗がん、および免疫調節剤**として機能が確認されています（Antioxidants (Basel). 2022）。その中でもアリシンはニンニクの典型的な香りの原因となる硫黄を含む生理活性化合物です。ニンニク内に存在するアリインとして知られるアミノ酸から合成され、同じくニンニク内に存在するアリイナーゼという酵素によってアリシンとなります。よって、**ニンニクは刻んで時間をおいた方がアリシンの含有量が多くなります。**アリシンは油に溶ける性質のため、脂質で構成される細胞の膜を容易に通過することができます。細胞内で活性酸素の発生を抑制する抗酸化物質としての作用を発揮しやすい物質です（Nutrients. 2019）。アリシンは細胞内でさらにグルタチオンとSAMGというさらに強力な抗酸化物質を作り出します（Food Funct. 2014）。**SAMGは目の網膜色素上皮細胞で代謝活性が高く、加齢に伴う視神経細胞の変性をブロックします**（Mol Med Rep. 2016）。

アリシンは他にも**肝臓における解毒酵素を誘導**したり（Biol Trace Elem Res. 2017）、**心臓の筋肉の保護効果、コレステロール合成を抑え悪玉コレステロールとして知られるLDLコレステロールの酸化を抑えたり、**（Int J Mol Med. 2020）、糖尿病の原因となる**膵臓の炎症を抑える働き**も発見されています（Pol J Pathol. 2012）。

D　黒コショウ

ピペリンは黒コショウやヒハツ（インドナガコショウ）の辛みのもとの成分です(Phytother Res. 2021)。**ピペリンは抗酸化作用や抗炎症作用などさまざまな薬理作用を持っており、活性酸素を強力に中和する能力を持っています。**ピペリンは免疫にも関与し、**白血球の貪食作用（感染した細胞や異常な細胞を食べる）を促進することにより自然免疫を強化するのと同時に、過剰な炎症反応を抑え、抗ウイルス物質であるインターフェロンを増加させます**(Eur J Pharmacol. 2010)。ピペリンについて覚えておきたいのは、クルクミンはピペリンと一緒に摂取すると、クルクミンの活性が２０００倍以上になることです(Planta Med. 1998)。**ウコン＋黒コショウで摂取することで最大の抗酸化効果を得ることができます。ピペリンは緑茶の有効成分であるポリフェノール（EGCG）の活性も増加させる作用があります**(J Nutr. 2004)。

E　ブラジルナッツ

ブラジルナッツに含まれるセレン(Se)は、酵素やたんぱく質の一部を構成し、抗酸化反応に重要な役割を担う微量元素です。**セレンは、リンパ球の数を改善し、グルタチオンペルオキシダーゼなどの抗酸化酵素を向上させます**（Chem Biol Interact. 1994）。セレンは古くから毒性の強い元素として知られていましたが、適量であれば抗酸化、免疫に対して重要な働きを示します。セレンは他にもトウモロコシ、ブロッコリー、魚、肉類、ヒマワリの種などにも含まれています。セレンを圧倒的に含んでいる食品はブラジルナッツです。セレンの1日の推奨摂取量25μg〜30μgですが、ブラジルナッツ1個に75μgもセレンが含まれていますので、1日1個で十分必要量を摂取できることになります。セレンは安全域が非常に狭く、1日あたりの上限値は300〜400μgです。過剰摂取は胃腸障害、疲労感、焦燥感などの中毒症状が出るので、サプリメントなどで摂取する時は要注意です。**セレンを食事から意識的に摂取すると、甲状腺の働きを改善する作用や心臓病を予防する効果も報告されています**（Am J Clin Nutr. 2006）。

3
やめられない酒とたばこ、どれくらい体に悪い？

たばこもアルコールも基本的には、体に必ず毒性物質をつくるために、「体によい」ワケではありません。その毒性物質とは、**たばこであれば、**ニコチンやタール、ニトロソアミン、シアン化合物などの確認されているだけで**72種類の発がん性物質**が含まれていますし、**アルコールはその代謝の過程でアセトアルデヒドという同じく発がん性物質が必ず生じます。**少量の毒はかえって体の免疫を高めるという効果（ホルミシス効果）は確かにありますが、たばこを1回吸うだけ、お酒を1口飲むだけで終われる人はいません。

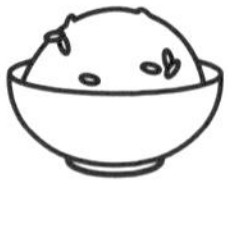

しかしすべての人にとって、酒とたばこの害があるとは言い切れません。体内に発がん物質が生じたとしても、それを解毒する能力が高い人は毒性が出にくいから

です。たばこの発がん物質の代謝の多様性は、主に肝臓の解毒酵素の遺伝子の多様性によって決定されていると考えられます。

たばこがもたらす肺がんの最も重要な原因物質のひとつがＮＮＫ（たばこ特有のニトロソアミン）で、その代謝物質の量と肺がんには強い相関関係を認めています（Nat Rev Cancer. 2003）。シトクロムＰ４５０（ＣＹＰ）酵素はＮＮＫを分解する肝臓の酵素の集合体です。その中でもＣＹＰ２Ａ６という酵素が代謝の大部分を請け負います。たばこに含まれるニコチンは発がん性はありませんが、たばこ中毒の原因となる物質です。ニコチンもまたＣＹＰ２Ａ６で代謝されるため、ＣＹＰ２Ａ６の代謝能力はたばこの消費と喫煙パターンへの影響があります。

日本人のデータではＣＹＰ２Ａ６の変異があるものほど、ＮＮＫの代謝能力が高く肺がんのリスクが低くなることが示されています（Drug Metab Pharmacokinet. 2011）。しかしそのような代謝能力を持つ人は１割もいませんので、**大部分の人にとっては**

喫煙は肺がんリスクを上げる因子であることは間違いありません。しかし当然体の抗酸化能力が高ければ、喫煙による悪影響を除去することは可能なので、たばこを吸う人はより抗酸化物質を食べる必要があります。

しかし、現実には喫煙者はビタミン豊富な食材を摂取することは少なく（Am J Public Health. 1989）、**喫煙者のビタミンCおよびビタミンEの濃度は圧倒的に非喫煙者よりも低い状態**ですので（Clin Respir J. 2018）、より体が酸化ストレスにさらされている状態です。

たばこは体にいいか悪いかと言われれば、かなり注意して抗酸化物質を摂取していない限り決してよいとは言えません。近年喫煙率は低下していますが、日本人の肺がんの罹患率は上昇しています。これは徐々に肺がんのリスクに対する喫煙の影響割合が低下していることを示し、**食生活などたばこ以外の環境因子の寄与度が増大していることを示します。肺がんの予防のために禁煙するだけではあまり意味が**

ありません。

アルコールは血液中に入ると肝臓で主にＡＤＨ酵素という酵素で分解されます。この時アセトアルデヒドという毒性物質が作り出されますが、ＡＬＤＨという酵素によって酢酸に変えられるので、この毒性は解消されます。これらの酵素の活性の強さは遺伝の影響を強く受け、とくにＡＤＨの中のＡＤＨ1Ｂ、ＡＬＤＨの中のＡＬＤＨ2がどのような酵素かによってアルコール代謝のスピード、アルコールに対する毒性が決まります（Cancer Epidemiol Biomarkers Prev. 2003）。

ＡＤＨ1Ｂの活性が強い人は、すぐにアセトアルデヒドができてしまいますので、問題ありません。**逆にＡＬＤＨ2の活性が弱い人は、アセトアルデヒドをなかなか分解できないので、顔が赤くなったり動悸がするほどの不快な反応がでます。**こういった人はお酒が飲めない人ということになります。沖縄、九州、東北の人を除き、ＡＬＤＨ2の活性が弱い人は日本人には多いです。

アセトアルデヒドが体内に残りやすい人は、食道やのどへの発がん性が懸念されます（Carcinogenesis. 2001）。ＡＬＤＨ２の活性が弱くても、長く飲酒を続けると飲酒に対して強くなっていきますので、飲めるからと言って飲んでいると毒性物質の代謝に肝臓がパンクしてしまう危険があります。**少なくともお酒を飲んで赤くなる人はあまり飲まない方がいい体質であることは自覚した方がいいでしょう**（Cancer Lett. 2009）。

4

最近、忘れっぽくなってきた……食事で改善できる？

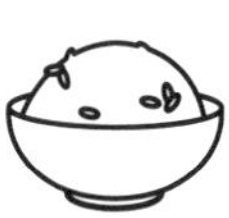

「あれ何だっけ？」

「そうそう、あの人誰だっけ？　例のドラマに出ていた……」

「検査のケンって、漢字を思い出せない……」

以前ならすぐに出てきた言葉や漢字が思い出せないことはありますか？

若い時なら思い出せなくてもあまり気にしませんが、ある程度の年齢までいくと「ひょっとして認知症の表れかな？」と心配になるかもしれません。正常な老化であれば、ある程度認知機能が低下することは致し方ありませんが、それでも生活に困るレベルの認知力まで低下することはありません。

この正常な老化と認知症との中間の状態、すなわち日常生活にはまだ支障がないけれども、年齢以上の認知機能の低下を認める状態を**軽度認知障害（MCI）**と呼びます（Arch Neurol. 1999）。ＭＣＩは認知症にいたる過渡期と考えられています。**ＭＣＩと診断された人のうち35％は5年以内に認知症、もしくは認知症の一番の原因であるアルツハイマー病に移行すると言われています**（Cochrane Database Syst Rev . 2015）。ＭＣＩという状態も定義がバラバラで、どの段階が問題なくて、どの段階がＭＣＩなのかははっきりと区別をつけることができません。よって自分の認知機能に疑いを持ったり心配になった段階で対策を始める必要があると考えた方がいいでしょう。認知症になってしまうと改善することは難しいですが、**ＭＣＩの段階であれば十分進行を遅らせたり、改善したりすることができます**（Eur Geriatr Med. 2021）。

ＭＣＩの状態の時、脳の中では何が起こっているのでしょうか？　認知機能の低下している人の脳の中では、栄養源である糖をうまく利用できない状態になっています（Nat Rev Drug Discov. 2020）。神経細胞内へ糖を取り込む能力が低下していたり、細胞内でＡＴＰを生み出すミトコンドリアの機能が低下するなど、通常の脳よりも

10％以上代謝機能が低下し慢性のエネルギー不足に陥っている状態です。そのため**認知機能を改善するためには、この脳のエネルギーを追加してやる必要があります。**

では糖分をたくさん摂ればいいのか？　実際頭が疲れた時に甘い物が欲しくなる現象は、まさに脳へのエネルギー補給ですが、ＭＣＩや認知症の人にはそんな単純なことではありません。いくら糖が血液中に存在してもインスリン抵抗性という状態にあることが多く、糖が細胞の中に入ることができないのです（Int Psychogeriatr. 2007）。よって糖に変わるエネルギー源を補給するという考え方になります。

ケトン体は肝臓で脂肪酸から合成される代謝物で、全身の細胞で使うことができる糖に代わるエネルギー源です。脳細胞もケトン体を利用することができます。脳細胞の糖の取り込みが損なわれている状態でも、脳のケトン体の取り込みと代謝はＭＣＩの人でもほぼ正常です（Nat Rev Drug Discov. 2020）。ケトン体を体の中で作り出すには2つの方法があります。**1つはファスティングをすること、**すなわち何も食べずにいると体は栄養が入ってこないために、自分の脂肪を分解してケトン体というエネルギーを作り出します。このケトン体をつくる反応は、体に糖分が入ってこないために誘導される反応なので、食べながらケトン体を作り出す反応を引き出すこともできます。

ケトジェニック食と呼ばれる高脂質、超低炭水化物食を行うことで、食べながらケトン体を誘導することが可能です。しかしこのケトン体をつくる反応が安定して起こるには時間がかかりますし、また年齢が高くなるにつれてこういった食事を実践するのが難しくなります。そのためにケトン体を作り出す方法としては、中鎖脂肪酸オイル（ＭＣＴオイル）を摂取することが最も容易です。

ＭＣＴオイルは炭素数が8～12個の中鎖脂肪酸と呼ばれる脂肪酸が大量に含まれています。通常の脂肪に含まれる脂肪酸は炭素数が20前後ですので、それよりも脂肪酸としての長さが短いのが特徴です。通常の脂肪酸と比べて中鎖脂肪酸は水に溶けやすいために、血液の流れに簡単に乗って肝臓で素早く代謝されケトン体になります。平均年齢72歳、122人のMCIと診断された男女に、MCTオイルを6カ月間、毎日30g（大さじ2杯ほど）内服する群とプラセボ（偽薬）を内服した群で比較をしました。血液検査ではMCTオイル内服群では飲んだ30分後にはケトン体が上昇していました。継続した6カ月後には実行機能、記憶、言語の3つの認知領域の改善を認めています（Alzheimers Dement. 2021）。

他の認知機能改善の研究では、ビタミンB群と葉酸の補給、オメガ3脂肪酸であるDHA／EPAの補給、カカオフラボノール（ココアのポリフェノール）で認知機能改善を認めています（Br J Nutr. 2018）。ビタミンCを多く含む食事の摂取はMCIのリスク低下と関連していることはわかっています（J Nutr Health Aging. 2013）。研究結果としては有望なものが得られていますが、MCIの予防、進行を止めるためにこのような成分をサプリメントで摂取するのではなく、野菜・果物や新鮮な魚、ダークチョコレートなど普段から食品で摂取しておくことを意識してください。

5

炭水化物は悪なのか？

ダイエットに取り組もうとする時、多くの人はまず糖質を制限をしようと考えます。それぐらい糖質制限という言葉は一般的になりました。同じく炭水化物という言葉も制限すべきものという認識になっていますが、少し注意を要します。炭水化物の定義は三大栄養素のひとつであり、消化されてエネルギー源となる「糖質」と、体内の消化酵素では消化できない「食物繊維」からなります。一般的に使われている炭水化物の意味は主にこの「糖質」の意味です。しかし「糖質」といってもブドウ糖、果糖などの単糖類、砂糖や乳糖の二糖類、オリゴ糖、デキストリン、デンプンなどの多糖類、エリスリトール、マルチトールなどの糖アルコールと多くの種類があり、すべてが同じ「糖質」というワケではありません。

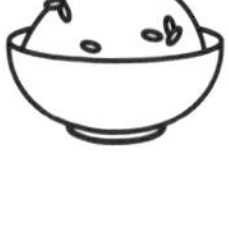

ブドウ糖は吸収されればそのまま血糖になりますが、果糖は少量であれば腸の中

で代謝されて（Cell Metab. 2018）、血糖となることはありません。砂糖はブドウ糖と果糖の2つが結合した二糖類で、腸の中で分解されてブドウ糖と果糖になります。よって砂糖を食べて血糖値が上がるのは、吸収されたブドウ糖によるものです。乳糖は牛乳に含まれている二糖類でブドウ糖とガラクトースという糖が結合したものです。**乳糖を分解する酵素は成人で85％が活性を持っておらず、乳糖不耐症の状態にあります**（Am J Clin Nutr. 2001）。しかし多くの日本人が下痢、腹痛などの乳糖不耐症の症状を示さずに牛乳を飲めているのは、乳糖を分解できる腸内細菌が増加することによって適応しているためです（Nutrients. 2015）。

この乳糖にさらにガラクトースが結合したガラクトオリゴ糖は、分解する酵素を全く持っていないためにそのまま小腸を通過して大腸に流れ込みます。そして大腸のビフィズス菌の餌になります。このように**人が分解することができない2から10個の糖が連なったものをオリゴ糖と呼びます。**オリゴ糖は人の消化酵素で分解できないために栄養にはならず、腸内細菌のよい餌であるプレバイオティクスとなります。オリゴ糖にはフラクトオリゴ糖、キシロオリゴ糖、大豆オリゴ糖、ラフィノースなどがあり、血糖値を上げません。これらの糖質は、血糖値を上げることはないため体に悪さをしません。

しかし、単純にブドウ糖だけが連続してつながっているデンプンは違います。デンプンの結合は、人の持つアミラーゼという酵素で簡単に分解できるためどんどんブドウ糖がつくられます。その結果血糖値が急激に上昇します。**ご飯やパン、ジャガイモ、サツマイモなどに含まれるデンプンが血糖値を上げる能力は砂糖よりも高いために、これらの穀物を食べる量は制限をかける必要があります。**ではどの程度制限をかける必要があるのか？　ですが、それはその人の糖質を代謝する能力によります。インスリンホルモンの効果が弱い（インスリン抵抗性）人は、大きく制限する必要があります。また血糖は筋肉でも代謝されますので、筋肉量の少ない人もまた制限する必要があります。逆に言うと、穀物などデンプン食品をたくさん食べたいと思うなら、**インスリン抵抗性を改善、筋肉量を増加（筋肉の機能を向上）させる必要があります。**

6

たんぱく質は多めに摂る？ 少なめに摂る？

いま空前のプロテイン（たんぱく質）ブームです。プロテインパウダーはもちろん、いろいろなプロテインを含有している商品（プロテインバー、プロテインドリンクなど）が販売され、プロテインをとることが健康的であるというイメージを多くの人が持っているのではないでしょうか？

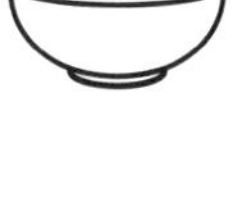

たんぱく質はアミノ酸から合成されます。体に必要なアミノ酸には体内でつくることができない9つの必須アミノ酸と呼ばれるものがあり、これらは食事から摂取しなくてはいけません。食事から取り入れられたアミノ酸は体の中では様々な物質に作り替えられます。酵素、細胞間の伝達物質、細胞壁の受容体であったり、筋肉や骨の構造成分であったり、血液の中で物質を運ぶトラックのような役割をするも

の（トランスポーター）、ホルモンやビタミンなど、たんぱく質を摂取しなければ体は機能しません。

ではたんぱく質は多めに摂った方がいいのでしょうか？　1日あたりのたんぱく質摂取量の基準は、除脂肪体重1kgあたり、たんぱく質1gです。除脂肪体重とは体重から脂肪の量を引いたもので、専用の機械で計測する必要がありますが、家庭用の体重計でも概算が表示されるようになっています。

もし除脂肪体重を測定することができなければ、おおよそ**体重1kgあたり、たんぱく質0・8g程度**とイメージしてください。体重60kgの人で体脂肪率が25％なら36gのたんぱく質を1日かけて摂取することになります。36gのたんぱく質は肉、魚ではおおよそ180gです。もちろんたんぱく質は野菜や豆類、チーズ、牛乳などにも含まれますから、これらを摂取すればもっと少ない量の肉、魚でよいということになります。これを聞いて少ないなと感じる人は多いのではないでしょうか？

過剰な糖質を摂取することによって、インスリンというホルモンの分泌量が増加します。このインスリンが増加することにより、細胞内のｍＴＯＲという酵素が活性化されます。ｍＴＯＲは代謝、細胞増殖に関与しており、ｍＴＯＲの過剰活性化は肥満・メタボリックシンドローム・糖尿病における糖・脂質代謝異常に繋がります（Cell. 2017）。ｍＴＯＲは細胞のがん化にも影響を与える因子です。このｍＴＯＲを刺激するのは糖やインスリンだけではなく、アミノ酸もまたｍＴＯＲを刺激する強力な因子です（J Biomed Sci. 2020）。

過剰なたんぱく質の摂取は細胞代謝を乱す要因にもなり得ます。そのためたんぱく質は多すぎず、少なすぎず摂取するイメージが重要です。また、**たんぱく質を自分自身の消化吸収能力を超えて摂取すると、腸の中で腐ってしまいアンモニアなどの物質が増加してしまいます**（Gut . 1997）。アンモニアは尿臭、便臭の原因になりますので、排便が匂うなという場合は取り過ぎのひとつのサインです。

筋肉合成への効率から計算された1食あたりのたんぱく質摂取量は、体重1kgあたり0・4〜0・55g程度です（J Int Soc Sports Nutr. 2018）。もちろん筋力トレーニングを積極的にしている人や成長期の若者ではもっと摂取しても問題はありませんが、ほとんど運動をしていない人が栄養補給としてプロテインを摂る意味はありませんし、1日あたりの摂るべきたんぱく質を食事ではなくプロテインパウダーなどで摂取するのはもったいない行動だと思います。

では少なすぎずとはどれくらいでしょうか？　これも個人差はありますが、体内では不要となった組織や酵素の再利用も行われていますので、肉や魚などを摂取しない日があってもそれほど問題ありません。足りてないなと思う日の翌日に、体重1kgあたりたんぱく質1・5gを超えないように食べる量を増やせばよいだけです。

7

免疫力の回復のしかた

かつて免疫力がこれほど注目された時はなかったのではないでしょうか？

２０２０年から始まった新型コロナウイルス感染症のパンデミックですが、当初はワクチン接種を行えば感染が治まりすべて解決するかのような情報が発信され、国民の80％以上の人がワクチンを接種しました。しかしいくら高い接種率が達成されても、感染は全く治まることなく、定期的に感染の波が押し寄せてきました。

ワクチンを打っても結局、個人の免疫のウイルスに対しての対処能力が低ければ簡単に発症してしまいます。さらに免疫機能が低下していれば、重症化し集中治療室に入院しなくてはいけなくなったり、時には命にかかわる事態も引き起こします。またコロナウイルス感染症の問題は、早期の風邪症状の強さ、重篤さも問題なのですが、感染が一旦治まってもその後、全身倦怠感、脳がモヤモヤする、動くとすぐに疲れる、うつっぽいなどの長期の後遺症（long COVID, PASC）が残っている人が多いことが問題となっています（SN Compr Clin Med. 2022）。この後遺症は重症化して早期になかなか回復しなかった人に多いことがわかっています（Iran J Med Sci. 2021）。

コロナ感染症だけでなく、今後も新たな感染症の危機というのは訪れるかもしれません。そのためには感染しないことが一番よいのはもちろんですが、感染したとしても早期に回復することができるように、普段から免疫力を高めておくことを意識する必要があります。

では免疫力とは何か？　何を回復すればいいのか？　そしてどうやって？　ですが、まず免疫力が強いとか弱いということに関して数値化することは不可能です。でも確かに全く風邪を引かない人や、傷ができても化膿したりせずにすぐに治ってしまう人は間違いなく免疫力が高いワケです。そうなると生まれつきの要素だけが免疫力を決めるのか？　ということになりますが、そうとばかりは言えません。

経験があると思いますが、徹夜や夜勤などの不規則な生活、仕事が忙しくて睡眠がとれなかったり、ストレスを抱えていて悩んでいたりする時は、風邪を引きやすかったりします。感染ということに関してはウイルスを遠ざけること、密集をさけたりマスクをしたりということにとかく注目しがちでしたが、実際には自分の免疫力を下げるような行動が感染を引き起こします。そのため**短期的に免疫力を上げたいなら、よく眠ること、ストレスを解消するような行動、思考法をすること、そしてよく笑うことです。**笑うという行動には免疫力を上げるという確かな証拠があります（Dialogues Clin Neurosci. 2017）。

では長期的に免疫力を上げるにはどうしたらいいか？　ここでは2つのことに注目してほしいと思います。ひとつは**体内のビタミンDを上昇させること**、もうひとつは**内臓脂肪を減らすこと**です。ビタミンとは人が体の機能を正常に保つため必要な有機化合物で、ほとんどを食品から摂取する必要があります。ビタミンDは食品からの摂取だけでなく自ら作り出すことができるビタミンで免疫を調整する役割があります。体内のコレステロールを原料に太陽光（紫外線）を皮膚に浴びることによって合成されます。このビタミンDが感染症、とくにコロナウイルス感染症の重症化に大いに影響があることがわかっています。ビタミンD不足の人はコロナ感染症に感染しやすい、重症化リスクが高い（Zdr Varst. 2022）、そしてコロナ後遺症を残しやすいことが示されており（J Clin Endocrinol Metab. 2023）、感染する前に日頃からビタミンDを増やしておく必要があります。

肥満はコロナ感染症の重症化、入院の明らかな危険因子です（Nat Commun. 2022）。高血圧や糖尿病と違い、**一般に肥満が基礎疾患であることが理解されていません。**新聞、テレビでの報道で基礎疾患のない人が重症化して入院したなどと紹介されていましたが、僕が現場で見る限りはほとんどが内臓脂肪をたっぷり蓄えていた体型の人でした。内臓脂肪が蓄積すると、脂肪組織内で弱い炎症が起こり続けます（Front Cardiovasc Med. 2020）。普段から炎症が起こり免疫細胞が動員されているのですから、いざ感染に対抗しようとしてもうまく働けないワケです。ビタミンDを増やすためには毎日太陽を少しずつ浴びる必要があります。肥満、内臓脂肪を解消するためには食事を見直し、運動を開始して少しずつ減らしていくことが重要です。免疫力を上げること、感染対策とは急場で行うものではなく、毎日の生活の積み重ねで強化していくものです。

8 メタボの治し方

メタボリック症候群は、内臓脂肪がたっぷりと蓄えられることにより、脂質代謝異常、高血糖、高血圧となる状態です。内臓脂肪の計測の代替値として腹囲を利用しますが、**男性ではウエスト85㎝以上、女性では90㎝以上あれば内臓脂肪過多となります。**この内臓脂肪過多状態の人に、さらに血圧が最高血圧１３０㎜Hg以上、最低血圧85㎜Hg以上、血液検査で中性脂肪１５０㎎／dℓ以上、ＨＤＬコレステロール40㎎／dℓ未満、空腹時血糖値１１０㎎／dℓ以上のうち2項目以上該当した場合メタボリック症候群と判断します。この中で最高血圧１３０㎜Hg以上は年齢によっても正常と見なす範囲が変動しますので、ちょっと厳しすぎるかなと思いますが、その他の要素はすべて正常範囲に置いておきたい値ばかりです。メタボリック症候群を解消することは将来の重篤な病気（心筋梗塞、脳卒中、糖尿病による合併症、がん）を予防することに繋がります。

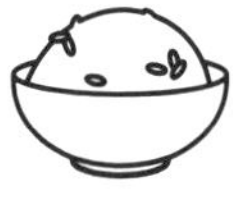

ではこのメタボリック症候群、通称メタボを解消するにはどうしたらいいでしょうか？

メタボの人は１００％運動不足・食べ過ぎなどの生活習慣をもっています。そのため生活習慣を改めることができれば解消は容易です。「今日から食事を減らして、運動をしっかりしてくださいね」とクリニックでは簡単に指導されます。でも実際には何をどうしていったらいいのか？　が理解できないので、結局惰性でそのままの生活をしてしまっているために、毎年メタボのまま健康診断にひっかかることになります。

まず大前提として脂肪がつくということは、**＝（摂取カロリー）＞（消費カロリー）ということになっています。**そのため最初に頭に浮かべるのは（摂取カロリー）を減らそうということになります。食べる量を極端に減らすと効果は絶大です。おそらく数キログラムは簡単に減ります。しかしある段階を境にその効果は全くなくなります。そして我慢できなくなって食べると前と同じ状態、もしくはそれ以上に内臓脂肪を蓄えることになります。これは（摂取カロリー）を減らすとそれに合わせて（消費カロリー）を減らすメカニズムが体に備わっているからです。入ってくるカロリーが少なくなると、体は飢餓状態と判断して基礎代謝（体温維持、心臓や呼吸のためなどが生きていくために最低限必要なエネルギー）を減らして、エネルギーがより少ない状態でも生きていけるようにコントロールします。

そのため、メタボ解消のために（摂取カロリー）を減らすことはもちろんですが、**（消費カロリー）を増やすことにも同時に取り組む必要があります。**ではどのように消費カロリーを増やすのかということですが、一般には運動することが求められます。しかしそれよりも**まず取り組むべき行動は、座る時間を意識的に減らすことです。**総エネルギー消費量のうち約10～40％が身体活動量による消費です（Obes Rev. 2000）。肥満の人と正常体重の人ではこの身体活動量のうち、非運動性活動熱発生（NEAT）が大きく異なります（J Exerc Nutrition Biochem. 2018）。**NEATとは簡単にいえば座っているだけでほぼ移動することなく消費しているカロリーです。**姿勢の維持や変更（横たわる、立つ、歩く、階段を上る、ごそごそする）、掃除する、歌うなどの日常生活活動で消費されるエネルギーですが、運動していない人にとってはこれらの消費カロリーが身体活動量の大部分を占めることになります。そのためこの日常的な動作の部分にもっとフォーカスをしなければいけません。

10人の痩せ型と10人の軽度肥満の座りがちなボランティアを募集し、10日間の姿勢、日常生活動作を計測しました（Science. 1999）。肥満の人は、痩せた人に比べて1日平均2時間長く座っていました。NEATを強化する行動は、**意識的に立ち上がる、横になる時間を短くする、移動は歩く、階段を上る**など小さな低級な活動や動作です。これらによって1日あたりさらに350㎉／日を消費することができます。これは1年間で約18kgに相当するため、**長期的な体重コントロールは、運動を増やすことよりも日常生活の活動量を上げる方が成功する可能性が高くなります。**まずはメタボ解消のためには、長い時間座らないことを心がけて意識してください。おそらく意識してみると、30分以上座っていることが何度もあるはずです。

9 長期的な視野で、筋トレをしましょう

人が最も脂肪が分解される時間はいつでしょうか？　それは**寝ている時**です。寝ている間でもエネルギー消費は行われていますが、その主な栄養源は脂肪を分解した脂肪酸です（Obesity（Silver Spring）. 2017）。ただしこれには条件があって、あまりに多くの炭水化物、たんぱく質を摂り過ぎると、脂肪の分解は抑えられてしまいます。炭水化物、たんぱく質からの過剰なエネルギーは脂肪に作り替えられるため、同時に脂肪が分解されることはないからです。そのためメタボ対策には、夕食時に過剰な炭水化物だけではなく、たんぱく質の量にも注意する必要があります。

もちろん睡眠時間が短くなれば、脂肪代謝は落ちます（Sci Rep. 2020）。寝ている間におもに栄養を必要とするのは、脳、内臓ともうひとつは筋肉です。夜間に筋肉の合成が進み、損傷した部位の修復が行われます。よって筋肉量が増加すれば、寝て

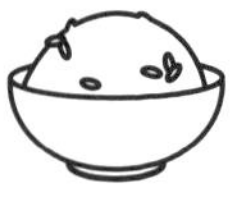

いる間に勝手に脂肪を燃やしてくれることになるのです。総エネルギー消費量のうち約50～80％は基礎代謝量と呼ばれ、前述のように生きているだけで自然に消費されるエネルギーです。基礎代謝量は脳が20％、心臓が9％、肝臓が21％の代謝量を占めています（Nutr Res Rev. 1991）。そしてそれ以上に基礎代謝量が多い臓器が骨格筋すなわち筋肉です（Obes Rev. 2002）。基礎代謝量を増加させたいと考えた時、心臓、肝臓の代謝量をコントロールすることは不可能です。自らコントロールできる基礎代謝量は筋肉の代謝を上げることしかありません。もちろん基礎代謝量は安静時に測定するため、運動時には筋肉の代謝量は激増します。

体脂肪を減らしながら、筋トレをして筋肉量を増やして、基礎代謝量を上げてリバウンドしにくい体にしていくことが目標ですが、事はそう単純ではありません。まず筋肉量が増えたかどうかを客観的にチェックする方法がないので、すこし筋トレをして筋肉が張ると筋肉が増えた気がして気が緩み、たくさん食べ過ぎる人が多いです。

体脂肪を減らしながら基礎代謝を上げていくことは、現実的には困難です。脂肪組織にも基礎代謝が存在します。筋肉が１kg増加した時の基礎代謝量の増加はおよそ13kcalです（Nutr Res Rev. 1991）。脂肪組織の基礎代謝量は１kgあたり４・５kcalあるため、筋肉が１kg増えても脂肪が３kg減ってしまえば基礎代謝量はむしろマイナスになる計算です。初期の頃は脂肪を落とすことが優先なので、基礎代謝の低下は許容しつつ、同時に筋力トレーニングを行って筋肉量を落とさないようにしておく。もちろん脂肪が落ちてトレーニングしていれば、体を動かしやすくなるため、同じ歩行速度でも心肺系や骨格筋の疲労度が以前よりも軽減されることになり、自ずと歩行する速度が上がったりするため、全体のエネルギー消費量は増加します。

筋肉量の増加速度はゆっくりなため、減量が進むと皮膚がたるみ、想像以上に筋肉のない体を目の当たりにすることになります。この段階を経て筋肉量が増加していくと、皮膚の張りも、基礎代謝も増加していきます。筋肉をつけるために過剰にたんぱく質を摂るなどせずに、筋力トレーニングの刺激を継続しつつ夜間の脂肪代謝機能を存分に使うために、夕食後すぐに眠らないこと、そして睡眠時間を長くとることを心がけてください。

10

「食べない」時間をつくる、ファスティングの威力

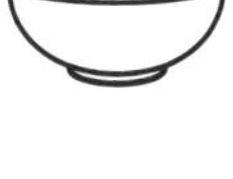

メタボを解消するためには食事の量をコントロールすることが重要になります。食事量のコントロールは大きく分けて2つあります。ひとつは**毎食ごとに食べる量を少しだけ減らす方法**、もうひとつは**食べる量は変えずに食べる回数を減らす方法**です。どちらが簡便な方法だと思いますか？

マウスやサルの研究ではカロリーを制限することが寿命を伸ばします（Nat Commun. 2017）。適切にカロリーをコントロールすることが可能ならば、脂肪率の低下、空腹時血糖値およびインスリン値の低下、インスリン感受性の向上、および脂質代謝改善（中性脂肪、コレステロール値）が得られます。人でも短期的にはカロリー制限は可能ですが、動物実験で行ったような30％以上のカロリー制限を長期にわたって行う

こと、1食あたりの食事を30％ずつ下げるような食事は人では守ることができません（Biogerontology. 2022）。より現実的な方法である15％程度のカロリー制限でも同様の効果があることが動物実験で確認されています。そのため、ほんのちょっと食事を減らす、おなか空いていない時に無駄におやつを食べないとか、満足したら食事の最後の一口を口にいれないというレベルの節制でも十分効果はあるはずです。

しかし、**現実的には1食あたり少しずつ減らすよりも、1食そのものを抜いてしまった方が簡単です。**ファスティング（断食）とは一定の間、食事を断つことで、もともとは紀元前からキリスト教、仏教、イスラム教、ヒンズー教など宗教における精神修行の一環として行われていました。現在でも行われている断食として有名なものはイスラム教のラマダンです。ラマダンの期間の1カ月は夜明けから日が沈むまで、水分や食事を摂取しないファスティングを行い、日没後食事を行います。**この絶飲食の状態は、夜明け前に軽い食事を摂れば12時間、摂らなければ最高で19時間にも及びます**（Arch Gynecol Obstet . 2009）。

この飲食する時間と飲食しない時間をしっかりと分けることによって起こる変化は、体重とウエスト周囲径の両方の減少です（PLoS One. 2012）。しかし当然ですが、ラマダンを終了し通常の食事に戻すと2〜5週で元の状態に戻ります（Nutrients. 2019）。そのため、このような食べる時間を制限する食習慣は継続されて初めて効果を発揮します。

1日を食事時間と食事をしない時間を分けて生活する食パターンを間欠的ファスティング（intermittent fasting）と呼びます。一般的には**16〜18時間以上の食べない時間を確保することで、体重減少、代謝改善の効果が得られます**（Geroscience. 2020）。この食事を摂らない時間を確保することは、消化という腸の仕事負荷を軽減することになりますので、腸のダメージの修復はもちろん、腸に存在する多数の免疫細胞を休めることにより、全身のダメージの修復にもつながります。

現時点で体のどこかに不調を感じているなら、消化という負荷を体から取り除いてあげることが必要です。もちろん時間だけ守っていれば何を食べてもいいというわけではありません。ラマダンのデータではラマダン中に炭水化物、脂質の摂取量が普段の食事よりも増加した場合は体重が増加します（Nutr J. 2011）。アメリカのデータでも単純に朝食を抜いて、それ以外の食事をコントロールしない、典型的な高糖質、高脂質、塩分たっぷり加工食品まみれの食事では心臓病での死亡率がかえって増加することが示されています（J Am Coll Cardiol. 2019）。食べない時間をつくるメリットを最大限に生かすための最低限何に気をつけた食事をすべきか？　について次章以降にお話ししていきます。

第

2

章

血糖値が下がる食べ方

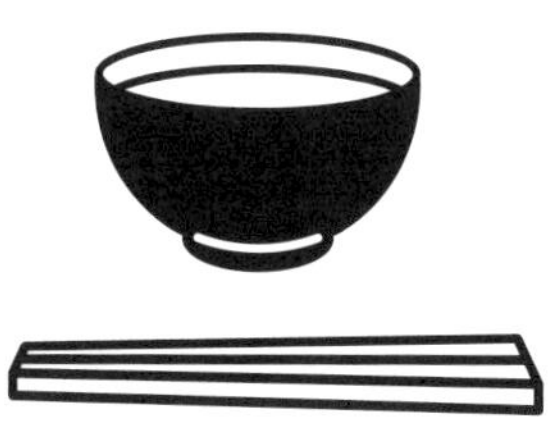

soshoku

1

40歳以上の4人に1人は血糖異常者!?

日本糖尿病学会のデータによると、日本人では約２０００万人に血糖値の異常を認めると報告されています。一般に血糖値の異常は遺伝的な要素や、よほどの生活の不摂生で慢性成人病の状態でない限りは30代まで血糖値の異常を生じることはまれです。40歳以上を対象とする特定健診が行われているため、血糖値異常を指摘されるのは通常40代以降です。40代以降の人口は約７８００万人であることを考えると、実に４人に１人は血糖値の異常を抱えていることになります。

では血糖値の異常とは何でしょうか？　体には環境の変化に対応しながらも体の内部環境をできるだけ一定に保とうとするメカニズム（ホメオスタシス）が備わっています。血糖値もなるべく変動させることなくある範囲に一定に保たれるメカニズ

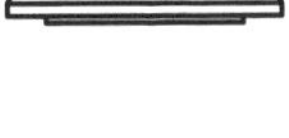

ムが体にはあるのです。これは食事を摂ると、腸の中から吸収されたブドウ糖が血液の中に入ります。その時当然一時的に血糖値は上昇しようとしますが、その上昇分を下げるメカニズムが直ちに発動するため、2時間もすればほとんど血糖の上昇を観測できません（J Diabetes Sci Technol. 2007）。同じように長く食事からの栄養が入ってこなくても、体で血糖を作り出すメカニズムが働く限り、同じく血糖の低下を観測することはできません。それに対して血糖値の異常というのは、この一定の範囲をはみ出した血糖値の上昇、血糖値の低下を認める現象をいいます。

血糖値の維持にはホルモンの役割が重要な役割を果たします。最も重要なホルモンは膵臓から分泌されるインスリンです。インスリンは食後など血液中に糖が上昇すると速やかに分泌され、血液中の糖を細胞の中に収納します。インスリンが適切に分泌され、適切に反応すれば血糖が上昇することはありません。逆に食事が摂取できず血糖が下がる危険がある場合は、同じく膵臓から分泌されるグルカゴンというホルモンが分泌されます。グルカゴンは肝臓に命令して、肝臓内に蓄えられたグリコーゲンという物質から糖をつくったり、アミノ酸や乳酸から糖をつくる（糖新生）ことによって血糖値が下がらないように調整しています。食事を抜いたり、栄養が不足しても、食間や睡眠中であってもこのバランスが働いて血糖値はほぼ一定の範囲に保たれています。そのためこのインスリン、グルカゴンなどのホルモンが正しく働いていれば血糖値が無駄に上下することはありません。健康診断で血糖値の異常が認められるということは、体の中のホルモンを中心として恒常性が大きく損なわれている結果と言えます。

1日の血糖値の上昇

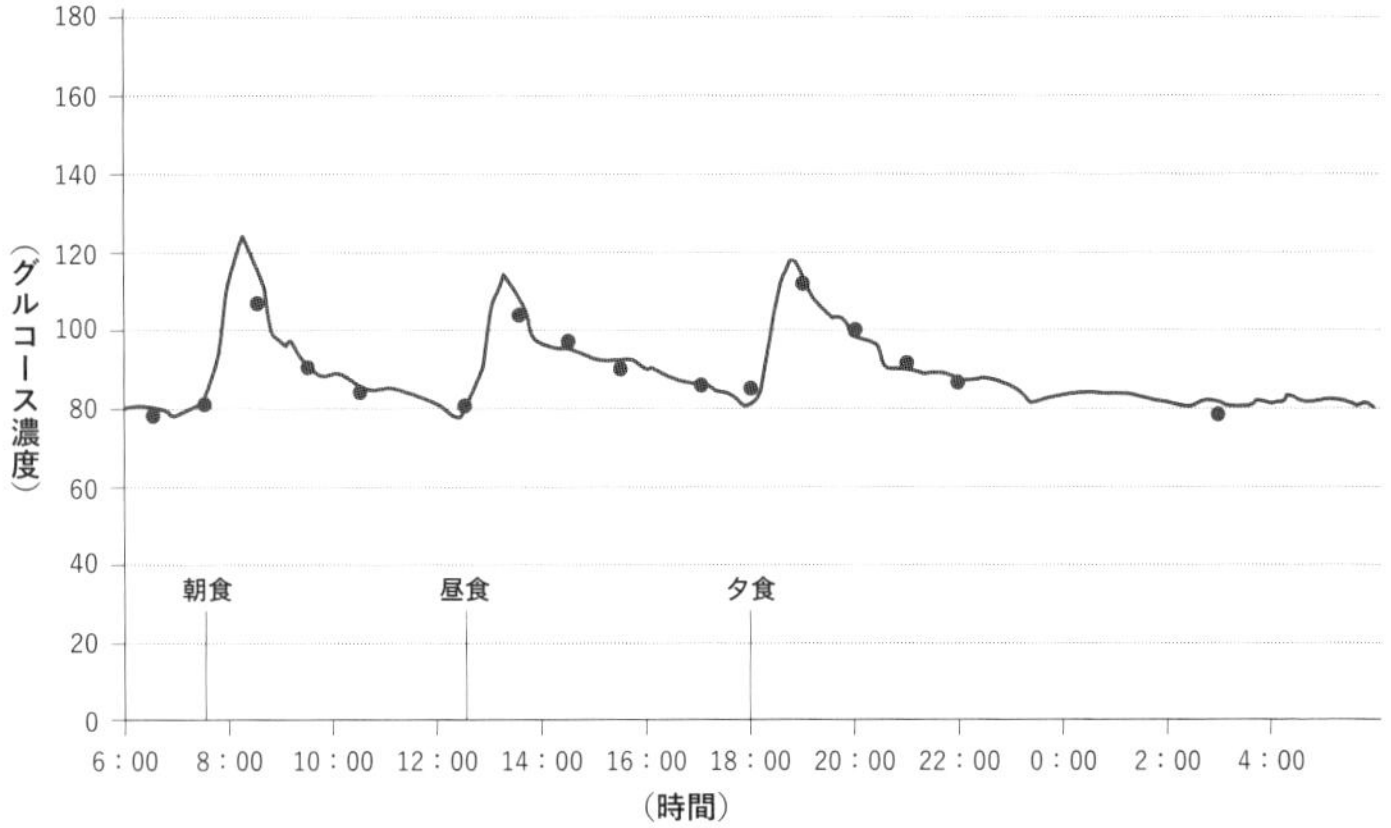

出所：J Diabetes Sci Technol. 2007

2

血糖値が異常であるという状態とは？

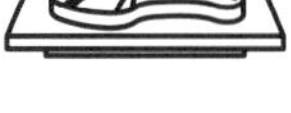

食事で炭水化物を摂取すると、腸で消化しブドウ糖に変換されます。ブドウ糖は体にとってもっとも重要なエネルギー源です。吸収されたブドウ糖は一度にすべて細胞で使われるわけではなく、一部はグリコーゲンという貯蔵分子に変換されて肝臓や筋肉に貯蔵されます。体がエネルギーを必要とする時は、グリコーゲンを再びブドウ糖に変えて使用することができます。ブドウ糖を素早く細胞内に入れて使用する、もしくは肝臓や筋肉に貯蔵することができれば血糖値が上昇することはありません。

では血糖異常、とくに血糖値上昇が起こるということはどういう意味があるのでしょうか？

それは以下のようなことです。

◉1　インスリンというホルモンがうまく働かず、細胞の中にブドウ糖を入れることができない

◉2　肝臓の機能が落ちていて、うまくブドウ糖をグリコーゲンに変えて収納できない

◉3　筋肉の機能が発揮されず、うまくブドウ糖をグリコーゲンに変えて収納できない

インスリンが働かない状態をインスリン抵抗性と呼びます。インスリン抵抗性の状態では同じ量のインスリンでは細胞内にうまくブドウ糖を入れられないので、膵臓は大量のインスリンを出してなんとか細胞にエネルギーを供給しようとします。すなわち血糖値が上昇している状態というのはエネルギーが存分にあり余っている

というよりも、エネルギーが使えなくて細胞が干上がっている状態であるということです。単に健康診断で血糖値が少し高いですね、と言われるということは全身の細胞がエネルギー危機状態のまま生活しているのだと認識しなくてはいけないのです。細胞や臓器内におけるブドウ糖の不足は、各臓器が機能異常に進行していく前兆なのです。

食事が入ってくることによってブドウ糖濃度が上昇すると、正常なホルモン反応では、インスリンが分泌されるのと同時に血糖値を上げる作用を示すグルカゴンの分泌が低下します（N Engl J Med. 1971）。しかし糖尿病などの血糖値が上昇するような人では、このグルカゴンの分泌が抑えられないため、血糖値が上がりやすくなっています。グルカゴンの作用をブロックすると糖尿病の人でも血糖値の上昇が抑えられることから（Am J Physiol. 1999）、血糖値の上昇はインスリンとグルカゴン両方の血糖コントロールのためのホルモンシステムが異常を起こしているのです。

3

健康診断で問題ないと判定されても、血糖コントロール異常の可能性

健康診断での正常、異常の判定の基準は、健康診断の朝にご飯を食べずに測定した血糖値の結果を見て判定します。この血糖値を空腹時血糖と呼び、食事をしていない状態（通常は前日の夕食後から10時間以上は食べていない状態）での血糖値とみなします。この血糖値の正常値は１０９mg／dℓまでが正常とされますが、血糖異常が生じない人は１００mg／dℓを超えることはありません。よって１００〜１０９mg／dℓで正常と言われている人は決して正常な血糖コントロール状態ではないと考えるべきです。

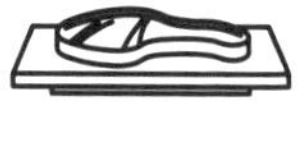

空腹時血糖が126㎎/㎗を超えていればこの時点でその人は糖尿病という診断が下ります。**100~125㎎/㎗までの人は、空腹時血糖障害**と呼ばれ、さらに糖尿病であるかどうかの追加検査をする必要があります。具体的には75gのブドウ糖を飲んで2時間後までの血糖値が200㎎/㎗を超えてしまった場合は糖尿病です。しかし前項でお話ししたように正常な血糖反応であれば糖分を摂取した後でも2時間後にはほぼ正常値に戻ります。よって2時間後の血糖値が150㎎/㎗とか170㎎/㎗とかである場合、200㎎/㎗に至っていないので糖尿病と診断されないから問題ないと考えることは非常に危険です。

75gのブドウ糖を摂取して2時間後に血糖値が140~199㎎/㎗の間にある人を耐糖能異常と呼びます。そして空腹時血糖障害と耐糖能異常の人を糖尿病予備軍と呼びます。糖尿病予備軍の約70%は、人生の後半に糖尿病となっていきます。もちろん、空腹時血糖障害と耐糖能異常の両方を持っている人は単独の人に比べて将来糖尿病になるリスクは2倍になります(Sisli Etfal Hastan Tip Bul. 2019)。糖尿病に至っていなくても糖尿病予備軍の人は、血糖値が正常な人に比べて心血管疾患による死亡率が明らかに高くなります(J Am Coll Cardiol. 2010)。

血糖値のコントロールがついていないことの何が問題なのでしょうか？　実際少々血糖値が高くても多くの人は症状がないため全く問題なく生活しています。そしてたとえ健康診断で、糖尿病予備軍だとわかったとしても多くの人が生活を変えることなく放置しています。その後に、外来で何かの機会に偶然採血検査をしたら血糖値が３００㎎／dℓを超えていたなんてことも特別珍しいことではありません。しかし、**自覚症状がないことと体のダメージが進行していることは全く違います。**血糖値が高い状態が続いていると体の中で何が起こるのか？　を深く考えていきましょう。

4

血糖値が高いことで体に起こり始めること

人の体は年々老化していきますが、老化するにはその理由があります。年々胃腸が弱くなり、皮膚にしわが寄り、血管が固くなって蛇行し、視力が落ちていく。これは自然にそうなるのではなく、体の中で組織が何らかの変化を起こしているためです。この体の**老化のきっかけになるのが「糖化」という現象**です。

１９１２年フランスの化学者マヤールが、糖とたんぱく質を加熱すると褐色あるいは黄色い物質ができることを発見しました。この褐変反応は「メイラード反応」（マヤール Maillard のローマ字読み）と呼ばれます。**小麦粉（糖）と卵（たんぱく質）をミックスしてホットケーキをつくるとキツネ色（褐色）になる現象や、肉や魚やタマネギを焼くと、焼き目や焦げ目が茶色になる現象もメイラード反応です。**このメイラード反応は特別な酵素などによって引き起こされる反応ではなく、加熱したり、

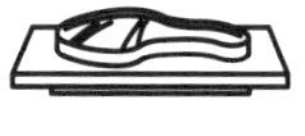

低温でも長期に糖と接触しているだけで起こります。

この糖化の反応は実際に体の中でも生じます。もっとも有名な体内の糖化は赤血球の中に含まれているたんぱく質であるヘモグロビン（Ｈｂ）の糖化です。**Ｈｂが糖化したものはＨｂＡ１ｃ（ヘモグロビンエーワンシー）と呼ばれ糖尿病の進行度の指標として使われています。**もちろん正常な状態であっても血液の中にはブドウ糖が存在しますので、ＨｂＡ１ｃはゼロではなく５％前後です。糖尿病の人は血糖値が高いため、糖化するＨｂが多くなり、その正常値を超えて高値になります。ＨｂＡ１ｃが６・５％を超えていれば糖尿病となります。

血液の中にブドウ糖が流れ続けていると、ブドウ糖は体内のたんぱく質のアミノ酸（主にリジン、アルギニン）だけでなく、脂質やＤＮＡにも結合します（Nutrients. 2010）。糖が結合する段階は３段階に分かれます。まず糖と接触して数時間以内に反応してシッフ塩基と呼ばれる化合物ができます。シッフ塩基は血糖が高ければ高いほどたくさん合成されます。第二段階としてシッフ塩基は数日でアマドリ転位生成物という物質に変わります。ＨｂＡ１ｃはアマドリ転位生成物の代表です。アマドリ転位生成物はシッフ塩基と比べて糖と強固に結合していますが、まだこの段階では元の状態、すなわち糖と分離した状態に戻ることができます。最終段階でアマドリ転位生成物が蓄積すると、複雑な反応を起こし強固に絡み合った糖たんぱく質が形成されます。この過程は数週間から数カ月かけて反応します。この段階の生成物を終末糖化産物（ＡＧＥｓ）と呼ばれ、**ＡＧＥｓが一旦形成されると分解されることはありません。**

糖＋たんぱく質 → シッフ塩基 → アマドリ転位生成物 → AGEs

と血糖値が高い状態が続くと、どんどん進行していきます。

血糖値を低くコントロールできれば

糖＋たんぱく質 ← シッフ塩基 ← アマドリ転位生成物

という反応も起こり得ます。

ＡＧＥｓとなってしまうと、分解されず血糖値が高かった証として体に残り続けることになります。

5 糖尿病が本当に恐ろしいワケ

糖尿病をなぜ糖尿病と呼ぶかご存じでしょうか？　血液中の糖は尿をつくる時に腎臓で一旦血管の外に出されて、再びすべて吸収されます。そのため**血糖値が正常な場合は尿に糖が混じる（尿糖が出る）ことはありません。**しかし血糖値が１６０～１８０㎎／dℓを超えてくるとすべてを再吸収することができなくなり、尿糖が出現します。尿の糖分が高いため、**くみ取り式便所が多かった時代はくみ取りの業者がその家の排泄物の特有の甘い匂いや蟻が群がっている様子からその家に糖尿病の人がいることを診断していました。**このように進行した糖尿病の人は尿の中に糖が混じっているため糖尿病と呼ばれるようになりました。

尿に糖が混じっているという表現が何か非常に軽い病気であるような錯覚を起こしているのではないかと思っています。しかし現実に体の中で起こっていることはそんな軽いものではありません。**血糖が高い状態が長く続くと体内にどんどん**

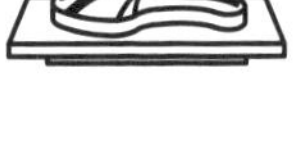

ＡＧＥｓが蓄積していきます。組織がＡＧＥｓとなって変性していくと、皮膚や骨に存在するコラーゲンや眼の水晶体のクリスタリンなどのたんぱく質は変性します。その結果、肌の張りと弾力性がなくなり、骨の質が劣化したり、白内障が高度に進行します。**糖尿病は進行すると3つの大きな合併症を引き起こします。それは神経障害、網膜障害、腎障害です。**進行すればアルツハイマー病、視力障害、腎不全となります。糖尿病と診断される人の多くは動脈硬化が進み、高血圧となっていることもあり、この病状の悪化を加速させます。現在、**失明および人工透析の原因の1位はともに糖尿病です。**

ＡＧＥｓは細胞の膜に存在するＡＧＥ受容体に結合して、細胞を酸化させる反応を引き起こし徐々に細胞にダメージを与えていきます。免疫の細胞にもダメージを与えますので、糖尿病の人は感染症にも非常に脆弱です。新型コロナウイルス感染症の重症化、死亡のリスクとして糖尿病は早くから指摘されていました(Front Immunol. 2020)。健康診断で血糖異常を指摘される段階ですでに正常な人に比べてＡＧＥｓが体内に大量に形成されています。体内に蓄積したＡＧＥｓが全身の細胞にダメージを与えて、組織を壊していくところを想像したら決して健康診断で血糖の異常を指摘されたら何の対策もしないなんていう選択肢はないはずです。現時点での体内に蓄積したＡＧＥｓの量は皮膚からの蛍光度を利用して測定する器機があるので一度測定してみるといいでしょう（Dermatoendocrinol. 2012）。実際に糖尿病の病状が進行していくのは20〜30年の年月を要します。これだけ長い年月をかけて進行してきたものですから、症状が出てきた段階では元に戻すことはできません。逆に言うと症状がない段階であれば、病状を進行させないようにするチャンスはいくらでもあるということです。

多くの糖尿病患者は病状が進行するにつれて、もっと対策をしておけばよかったと後悔します。そんな重篤な糖尿病患者でも最初はちょっと血糖値が上がっているだけだったのです。血糖上昇に伴う体の損傷を進行させないためには、血糖が上昇していない時間をなるべく長く維持することがＡＧＥｓの蓄積を防ぐ上で重要です。そして食事から供給されたブドウ糖を素早く低下させる能力を取り戻していかなくてはいけません。

6

食後すぐに眠くなる人は……

昼ご飯を食べた後、午後2時から3時ぐらいにとてつもない眠気を感じることありますか？　基本食事をすることにより副交感神経が刺激されるので、歩き回ったりすることなく座っているとリラックスして眠くはなります。しかし度を超えた眠さ、気が付くと寝てしまっているような状態になる人は要注意です。

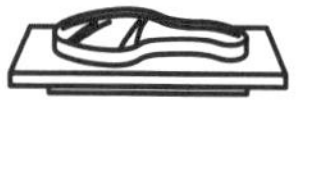

この眠くなっている時に何が起こっているのでしょうか？　それは血糖値の急激な低下です。血糖値コントロールがうまくいかなくなってきた時の初期に起こる反応は、**インスリン反応性の低下**です（Annu Rev Med . 1996）。血糖を下げる役割のあるインスリンの分泌が遅れると、血糖値は急激に上昇することになります。そして次に起こる現象は、インスリンがその上昇した血糖値に対応する分だけ、遅れて大量に分泌されます。その結果分泌されるインスリンは本来分泌されるべきインスリン

よりも過剰な量となり、最後は血糖値が下がりすぎてしまうという現象が引き起こされます（N Engl J Med. 1992）。**食後2〜5時間後に起こる低血糖の状態を食後遅発性低血糖と呼びます。**

食後遅発性低血糖の原因は血糖値コントロール能力の低下だけではありません。例えば胃の切除手術を受けた後は直接食べ物が腸の中に入るためダンピングと呼ばれる低血糖反応が起きます。その他先天的なホルモン異常の人や、原因のまったくわからない特発性と呼ばれるものもあります。しかし、**食後低血糖が起こる場合のほとんどは、血糖コントロール不良、糖尿病の前兆を疑うべきです。**食後遅発性低血糖が起こる場合は、食事の度に繰り返し過剰なインスリンが分泌されることになります。体は繰り返し受ける刺激に対して鈍感になろうとする性質が備わっています。繰り返しさらされる高インスリンに対して、インスリン感受性の高い筋肉や脂肪組織が徐々に反応しなくなります（Diabetologia. 1984）。この状態がインスリン抵抗性で、程度がさらに進行すると糖尿病に至ります。

おやつを頻回に食べるなど、糖分摂取を一日中行っていると、食後遅発性低血糖が起こりやすくなり、そのタイミングで猛烈な飢餓感も出現します。そしてまた飢餓感を解消するために食べるという悪循環を繰り返しながら病態が進行します。もし血縁関係に糖尿病の人がいて、食後に眠気が頻回に襲うならたとえその人が痩せていたとしても将来糖尿病になるリスクは高いと考えるべきです（Sisli Etfal Hastan Tip Bul. 2019）。

7

健康診断で血糖値が高いと言われたら……

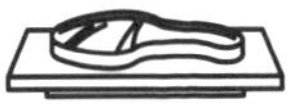

もちろん、血糖値がちょっと高いと言われる糖尿病予備軍の段階で生活習慣を変更すれば、糖尿病への進行および心臓病や脳卒中などを恐れる必要はなくなります。そのためには何をすべきかを明確に意識する必要があります。

糖尿病予備軍と言われる人の多くは、現時点で自分が実際に処理できる以上の糖質を摂取しているために血糖値が高い状態となっています。そして糖尿病予備軍の空腹時血糖障害では、血糖値を調整する重度の肝機能障害があり肝臓が正しく血糖値をコントロールできません（Diabetes Care. 2006）。同じく糖尿病予備軍である耐糖能異常では主に筋肉で重度のインスリン抵抗性があり、そのためブドウ糖を筋肉の中に収納することができていません。肝臓も筋肉も体の中に入ってきたブドウ糖を持て余している状態です。

よって糖尿病の人、および糖尿病予備軍の人が心がける生活習慣の目標はまず自分が処理できる範囲に糖質の摂取を制限する必要があります。血液の中に処理できずに残っているブドウ糖（血糖値が上昇している状態）は、たんぱく質、脂質と結合していきＡＧＥｓをつくっていきます。ＡＧＥｓは体の中でさらに炎症反応を引き起こし、これがインスリン抵抗性を悪化させ血糖値がさらに上昇するという悪循環を繰り返しています。そのためこの悪循環を断ち切るために、体にまず血糖値が低い時間を長くつくる必要があります。糖質の摂取、これには**砂糖はもちろんですが、穀物（米、小麦）、果物、イモ類など血糖値を上昇させる食べ物を一時的に制限すること**が必要です。

ですが、ここで間違えていけないのは糖質制限をすれば解決するワケではないということです。２－２でお話ししたように、血糖値が上昇しているということは細胞にとって必要なブドウ糖が細胞内に入ることができず、細胞は慢性的にエネルギー不足の状態に陥っています。糖質を制限していくら血糖値が落ち着いても、そもそも細胞内に入るブドウ糖の量が多くならなくては根本的な解決にはなっていないワケです。解決すべきは血糖値を正常の値に戻すことではなく、その背景にある肝臓と筋肉の代謝障害を改善していかなくては意味がありません。

8
血糖値改善のための食べ方

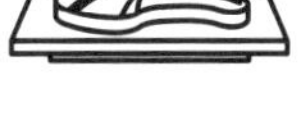

まず糖質はどのように制限すべきでしょうか？　1食ごとに処理ができる糖質の量は個人差があります。男性と女性でも大きく違いますし、筋肉の量が多い人、少ない人ではその代謝量は変わります。理想的には血糖値を測定しながら、許容量を探るということがベストですが、現実的ではありません。そのため簡単にまずは1食あたりの白米の量を軽く1膳とします。これは糖質に換算すると約60gになります。そしてこれを2食分摂取すること、すなわち1日あたり穀物から120gの糖質摂取をするところからスタートします。初期は砂糖を含んだお菓子や果物、イモ類は制限します。実際には豆類や味噌などにも糖質は含まれていますが、そこまでは細かく考えることはせずに、まずは白米の量に注目する方がシンプルです。逆に言うとこの1日120g程度の糖分以下に摂取制限するような糖質制限は避けるべきです。糖質を制限した分のカロリーは良質な脂質で補います。オリーブオイルや

ＭＣＴオイル（中鎖脂肪酸オイル）をかけた野菜サラダや温野菜、豆類を摂れば摂取カロリーの低下は補うことができます。

これらのサラダや温野菜、豆類を摂取することにはもうひとつの意味があります。食物繊維には食後の血糖値の上昇を抑える効果があるため、野菜や豆類を食べておくと血糖値のコントロールがしやすくなります（J Nutr. 2018）。食物繊維は腸の中でネバネバとした粘性を発揮します。同時に摂取したご飯、パンなどのデンプンを巻き込んで膨張し、消化吸収速度を延長し、結果として血糖値が急激に変化することを予防します（J Nutr. 2008）。食物繊維には水溶性の食物繊維と不溶性の食物繊維がありますが、**食後の血糖上昇を抑える効果は水溶性食物繊維に見られる性質です。野菜果物、豆類、海藻には多くの水溶性食物繊維が含まれています。しかし玄米や穀物の外皮、ナッツなどに多く含まれる不溶性の食物繊維は食後高血糖を抑える効果はありませんが、長期的には糖尿病の発症を抑えるように働いてくれます**（Gastroenterology. 2010）。食品にはどちらか単独で含まれているということはなく、さまざまな割合で水溶性食物繊維と不溶性食物繊維を含有しています。どちらも必要な食物繊維であるため、食後高血糖予防効果だけを期待して水溶性食物繊維のサプリメント（グアーガム、グルコマンナン、サイリウム、ペクチンなど）だけで食物繊維の摂取を賄うのではなく、食品から摂取するように心がけなくてはいけません。

最近では**カーボラスト（炭水化物を最後に）**という言葉も少しずつ認知されるようになってきました。以前は三角食べと呼ばれる、ご飯・主菜・副菜（汁物）を均等に少しずつ食べる方法が推奨されていましたが、血糖値コントロールの上ではなるべく炭水化物（ご飯、パン、パスタ）の摂取は食事の最後に摂る方が望ましいです。

まず食物繊維を豊富に含む、野菜や豆類を摂取してからおかず（主にたんぱく質）を食べて最後に炭水化物とする方法を摂ることによって、炭水化物の過剰な摂取を予防することができます。外食の際でも、食べ方としては上品ではありませんが、付け合わせのキャベツなどの野菜を先に食べてからメインの食事を摂取してみてください。経験があると思いますが、**食事に時間をかけるようにすれば摂取カロリーは自然と少なくなります**（Am J Clin Nutr. 2014）。もちろん昔から言われるように、**よく噛んで食べることも少ない食事量で満足感が得られます**（Physiol Behav. 2015）。

9
糖質制限の落とし穴

繰り返しますが、血糖値をコントロールする上で、当初は糖質を制限することは必須です。しかし糖質を制限しておけば他は何も気をつけなくてもよいと考えると失敗します。**血糖値コントロールが不良である根本の原因はインスリン抵抗性です。**インスリン抵抗性はインスリンの過剰分泌が長期間にわたることによって引き起こされてきます。インスリンを分泌させる一番の刺激はブドウ糖ですので、インスリンを低下させるために糖質を制限するワケです。しかしインスリンの分泌を刺激するのは、ブドウ糖だけではありません。たんぱく質を分解してできるアミノ酸もまた強力なインスリン刺激物質なのです(Recent Prog Horm Res. 1967)。

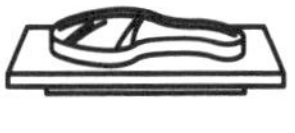

そのため糖質制限をするかわりに、牛肉、鶏肉、魚などを大量に摂取するような食事に切り替えると確かに血糖値はその食事をしている時は下がります。そして脂

肪減少も進み、ダイエットがうまくいっている印象を持ちます。しかし同時に大量に摂取したたんぱく質に反応して、インスリンが分泌され続けるために、肝心のインスリン抵抗性が改善されません。実際、閉経後肥満のダイエットプログラムで、低カロリー低たんぱく食と低カロリー高たんぱく食を比較した研究では高たんぱく食の方がインスリン抵抗性が強いことが示されています（Cell Rep . 2016）。インスリン抵抗性が改善されていないということは、血糖値が下がりにくい体質のままということです。そのため再び糖質を多く摂取するような食事に戻ってしまうと、脂肪がつきやすい体質のままですから簡単に元の体型に戻ってしまいます。この代謝の体質を変えていないことがダイエット後のリバウンドのひとつの原因です。

アミノ酸のロイシンはとくにインスリン分泌を刺激することが研究で示されています（Metabolism. 2008）。ブドウ糖とロイシンを同時に摂取すると、インスリン分泌が強く刺激されるため血糖値が上昇しにくくなります。これは一見いいことのように思われますが、長期間にわたってインスリン刺激が繰り返されるとインスリン抵抗性を引き起こしてきます。ロイシンは分岐鎖アミノ酸（ＢＣＡＡ）と呼ばれるアミノ酸のひとつです。ＢＣＡＡは体内でつくることができない必須アミノ酸であり、食事から摂取する必要があります。ＢＣＡＡは魚や卵、牛肉などに多く含まれていますので、こういった動物性たんぱく質の過剰摂取はインスリンを強く刺激することになります。またＢＣＡＡは近年筋力トレーニングの際のサプリメントとしても認知されてきています。**ＢＣＡＡは運動時の筋肉の損傷や筋肉痛を予防する効果を認めますが（Nutrients. 2021）、運動をしていない時に栄養補給として摂取することは避ける必要があります。**

10

筋肉に余分な糖を食べさせる

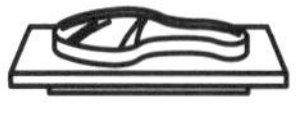

糖尿病予備軍と言われる人は、2－7でお話ししたように筋肉に強いインスリン抵抗性を示します。食後吸収されたブドウ糖処理の3分の2は筋肉で行われています（Diabetologia. 2015）。さらにインスリンが過剰分泌されている状況では、その割合がさらに増加します。よって筋肉自身にインスリン抵抗性ができてしまうと、血糖値が容易に上昇することは想像に難くありません。では筋肉にインスリン抵抗性を起こさせる要因はなんでしょうか？

ひとつは血糖を収納するスペースそのものが減少する筋肉量の減少です。筋肉の萎縮は30代から徐々に始まります。**50代からその萎縮は急加速し、50歳から60歳にかけて筋力は年間1・5％の割合で減少し、60歳を過ぎると3％の割合で減少し始めます。よって年齢を重ねるにつれて筋肉量の減少を伴うインスリン抵抗性が発症**

しやすくなります。しかし青年期にトレーニングが不十分で筋肉の蓄えが少ない人は、わずかに筋肉量が低下するだけでインスリン抵抗性を示すようになります。この筋肉量と糖代謝異常関連は60歳未満の方が影響が強く、筋肉量の低下が糖尿病発症の予測因子となっています（PLoS One. 2010）。

もうひとつのインスリン抵抗性を起こさせる因子は、筋肉の質です。肥満が進行すると筋肉内にも脂肪が沈着し始めます。どの程度筋肉に脂肪が沈着しているかはCTスキャンを用いて計測することができます。本来筋膜で囲まれている領域は脂肪がほとんどありませんが、進行すると筋肉が脂肪に置き換わっているように写ります。筋肉の周りだけではなく、顕微鏡的に筋肉の組織を見ても筋細胞内にも脂肪が沈着しています（Arthritis Care Res (Hoboken). 2018）。**若い頃と比べてサイズが変わっていないので大丈夫かなと思っても、筋膜に囲まれた筋肉の中は脂肪だらけということもあるワケです。**

糖尿病の発症予防や糖尿病の治療において運動は重要な因子であることは認識されています（Diabetes Care. 2010）。しかし実際に重点的に取り組んでいる人が少ないので、糖尿病患者の爆発的な増加を招いています。ジョギング、早歩き、サイクリング、水泳などの有酸素運動は、糖尿病患者の血糖値コントロール、インスリン抵抗性および脂質異常症を改善することが一貫して報告されているため、従来は有酸素運動が推奨されていました（Sports Med. 2014）。しかし有酸素運動は、長時間の運動を必要とします。最近の知見では筋力トレーニングも有酸素運動と同様の血糖低下効果、インスリン低下効果を認めるため、時間効率的な観点から筋力トレーニングの重要性が注目されています（Int J Environ Res Public Health. 2019）。

糖尿病患者での検討では、高強度の筋力トレーニングをすればするほど、HBA1c値とインスリン値が低下します（Int J Environ Res Public Health. 2019）。ＨｂＡ１ｃは2－4で紹介した糖化の程度を示す指標です。ＨｂＡ１ｃ値が１％低下するごとに、心筋梗塞が14％減少し、糖尿病に関連する死亡リスクが21％減少しますので、糖尿病患者ではこの値が予後を決めるといっても過言ではありません（Lancet. 1998）。もちろん糖尿病ではないどなたでも、筋力トレーニングはＨｂＡ１ｃを下げてくれますし、糖化による老化を予防します。

何もしなければ確実に筋肉は減っていきます。逆に筋力トレーニングをすれば誰でも筋肉量は増加します。５年間の観察研究の結果示されていることは、経時的に筋肉量の減少を認める人は、糖代謝異常、糖尿病を発症するリスクが極めて高いということです（Nutrients. 2019）。もちろんメタボ（内臓脂肪の増加）も空腹時血糖障害と耐糖能異常の明らかなリスク因子ですから、筋トレをして内臓脂肪を燃やしていかなくてはいけません。

第3章

肝機能や腎機能が高まる食べ方

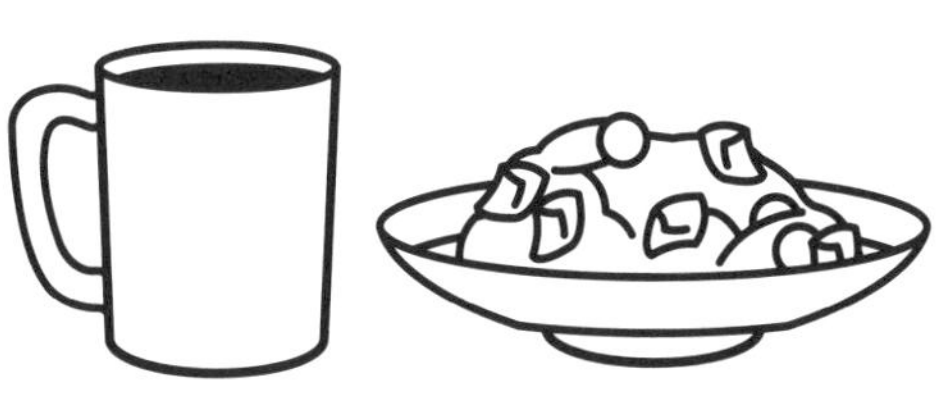

coffee & salad

1

肝機能の異常って何だ？

血糖値とともに健康診断でよく〝ひっかかる〟のは肝機能異常です。肝機能とは肝臓の機能を表す酵素、ＡＳＴ（ＧＯＴ）、ＡＬＴ（ＧＰＴ）、γ《ガンマ》－ＧＴＰの異常値を示します。この酵素の値が高いとはどういった意味なのでしょうか？

ＡＳＴ、ＡＬＴというのは肝臓の細胞内に存在しているアミノ酸を代謝する酵素です。それが血液中で検出されるのは、肝臓の細胞が壊れたことを意味します。急性肝炎などのような肝細胞に直接ウイルス性の感染が起こると正常値の10倍以上になることがあります。通常は正常値の2倍程度の異常値として指摘されることが多く（正常値30IU／L以下）、１００IU／Lを超えることはまれです。ＡＳＴは心臓の筋肉、全身の筋肉、腎臓、脳、赤血球など肝臓以外の多くの細胞に含まれていますので、ＡＳＴが上昇していてもかならずしも肝臓に原因があるワケではありません。

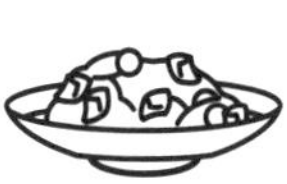

実際、心筋梗塞が発症すると、心臓の筋肉が破壊される過程でＡＳＴが急上昇します。それに対してＡＬＴは肝臓に主に存在するので、より肝臓のダメージを表します。健康診断で引っかかるＡＳＴ、ＡＬＴの上昇はアルコール性肝障害、薬剤性の肝障害、肝臓のがん（大腸がんの転移など）、慢性ウイルス性肝炎、自己免疫性肝炎などさまざまな原因が考えられますが、**ほとんどの肝障害の原因は脂肪肝です。**

脂肪肝の原因は以前はアルコールによるものが多かったのですが、**現在ではアルコール以外の原因で起こる非アルコール性脂肪性肝疾患（nonalcoholic fatty liver disease：ＮＡＦＬＤ）によるものがほとんどです。**脂肪肝とは文字通り肝臓の中に脂肪がたまっている状態ですが、正式には肝臓の細胞を採取して（肝生検）顕微鏡を見て診断します。肝臓にたまった脂肪は顕微鏡で見ると白く抜けています。しかし肝生検は侵襲的（ヒトを傷つける）検査であるため、一般には肝臓の超音波検査を行って、肝臓が脂肪色に輝いていること（腎臓よりも白く写る）をもって診断します。

肝機能異常を示す脂肪肝では肝臓が悲鳴をあげています。肝臓は沈黙の臓器と呼ばれるように、ダメージが深刻になるまで症状が出ることはありません。それは血糖値が少し高いからと言って自覚症状がないのと同じです。血糖値が正常値から少し外れていることが将来の重篤な健康被害への1歩であったように、少々の肝機能障害を放置することは将来の健康状態に多大な影響を与えます。沈黙の臓器である肝臓が、肝硬変などの機能破綻状態になってしまうと、もう元通りの肝臓に戻ることはありません。

2

どうして肝臓に脂肪がたまっていくのか？

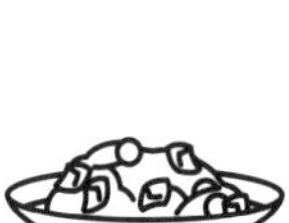

肝臓に脂肪がついていることを、単純におなか周りやお尻に脂肪がついているイメージで捉えてしまうと大きく間違えることになります。肝臓は脂肪をため込むために存在している組織ではありません。ＮＡＦＬＤは肝臓の代謝異常であるため、最近では代謝機能障害関連脂肪性肝疾患と呼び方を変えています（Gastroenterology. 2020）。脂肪肝は代謝の障害がすでに目に見える形で表れているということです。

脂肪肝の発症の正確なメカニズムはまだ明らかにされていませんが、過剰な栄養摂取と座りがちなライフスタイルがもたらすことは間違いありません（Biomolecules. 2022）。肝臓に蓄積している脂肪は顕微鏡で見ると白く抜けた風船のように見えます。この白い風船の中には中性脂肪がたまっています。中性脂肪は３つの脂肪酸がグリセロールという糖に結合したものです。肝臓でつくられた中性脂肪は形を変えて血液中に放出され、組織の栄養になります。使用できなかった中性脂肪は全身の脂肪組織に蓄積されます。肝臓でも脂肪酸を燃やしてエネルギーとして使用することはできますが、これらを上回る脂肪酸が肝臓内に存在してしまうと、致し方なく肝臓内に中性脂肪を貯蔵し始めます。

では過剰な脂肪酸の原因は何でしょうか？　普通に考えれば脂肪の摂り過ぎではないか？　と考えられます。食事から

脂肪肝の組織図――風船のように白くぬけている場所が脂肪がたまっている場所

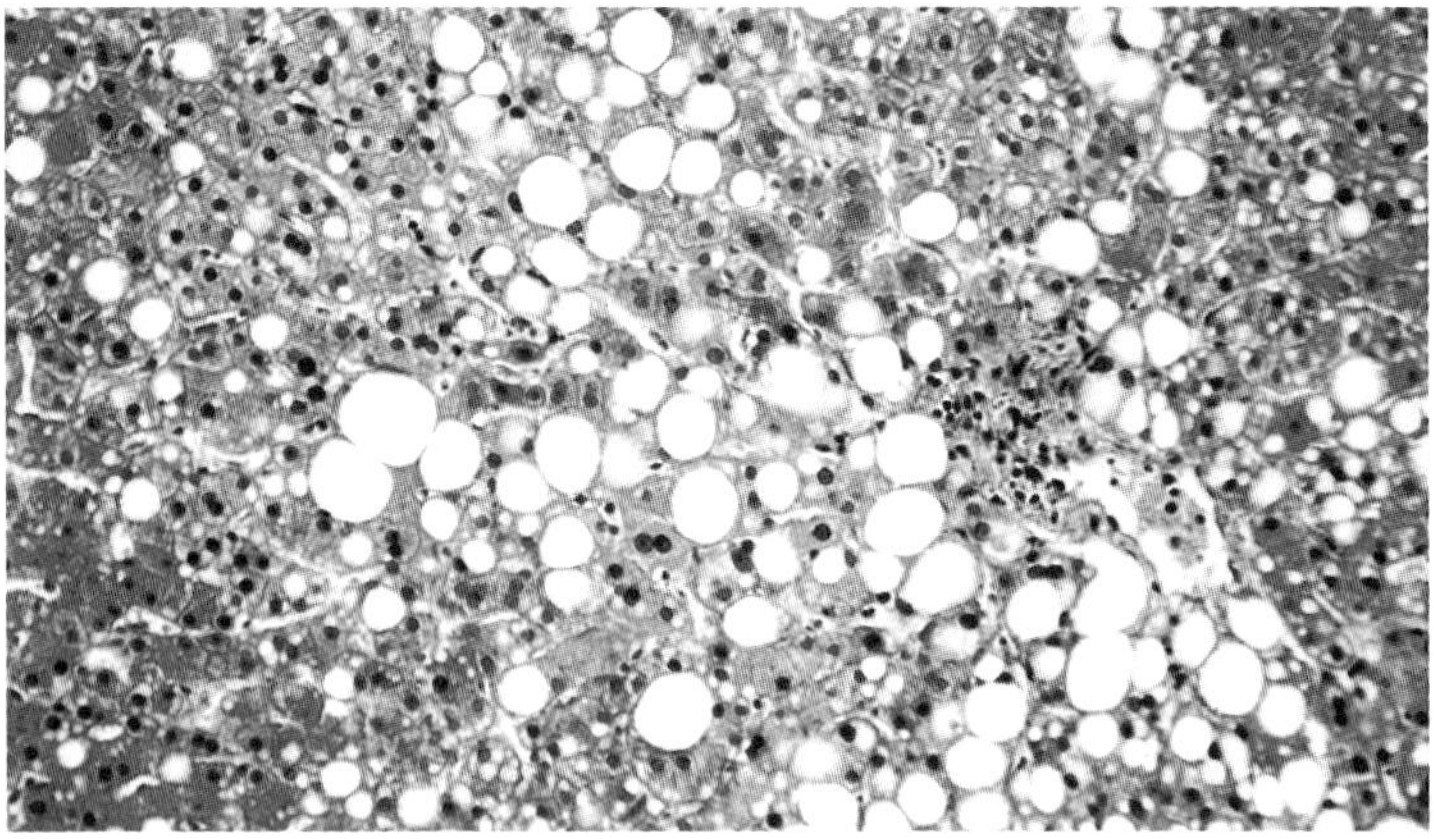

摂取した脂肪は大部分は脂肪組織に蓄積されますが、一部が肝臓に運ばれるので脂肪酸の材料になります（J Clin Invest. 1962）。しかしこれより問題なのは、食事から摂取した過剰な炭水化物もまた肝臓での脂肪酸の原材料になっているのです。

ブドウ糖を代謝する過程でつくられる中間産物（アセチルＣｏＡ）を利用して、脂肪酸を合成します。１回の反応で炭素の数を２個ずつ増やしていき、最終的に炭素数が16個の長鎖飽和脂肪酸であるパルミチン酸に変化します。結果、ブドウ糖からつくられた脂肪酸を材料として脂肪がつくられていくのです。糖分を食べ過ぎると、どうして脂肪がついて太るのか？　がイメージできると思います。この脂肪の合成刺激は過剰なブドウ糖よりも過剰な果糖の方がその働きは強力です（Nutrients. 2022）。

3

肝臓に脂肪がたまる意味

脂肪肝の改善のためには、やはりまず低脂肪の食事を考えようと思うかもしれません。しかし控えるのであればまずは炭水化物です。これは脂肪肝の背景に潜む代謝の障害にインスリン抵抗性があるからです。

インスリンの一番大きな役割は前章でもお話ししたように細胞内にブドウ糖やアミノ酸を入れ、細胞にエネルギーを供給することです。そしてもうひとつの大きな役割があります。それは脂肪分解を抑制する作用です。血糖値が上がって、それに反応してインスリン値が上昇すると脂肪を分解する作用が止まります。しかしインスリン抵抗性の初期には、インスリンの働きが悪くなるために脂肪を分解する作用を十分に抑えきれず、エネルギーが過剰にあるにもかかわらず、脂肪組織からも脂肪酸がどんどん分解されて供給されます（Annu Rev Nutr. 2007）。過剰なインスリンは肝臓では脂肪酸を合成するように刺激を与えます。その脂肪酸の原材料はもちろん

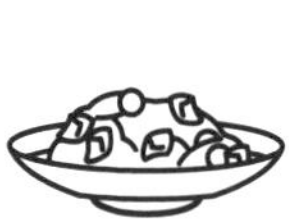

過剰な糖です。その結果、過剰な脂肪酸を処理するために、どんどん肝臓内、そして脂肪組織に脂肪がたまっていくのです。

このように脂肪をため込んでいる肝臓の細胞ではより多くの脂肪酸を処理するために働いています。細胞内のミトコンドリアに過剰な負荷がかかり、通常の代謝状態であれば発生しない大量の活性酸素を作り出してしまいます（Trends Endocrinol Metab. 2017）。作り出された活性酸素は次々に組織をつくっている脂肪酸にもダメージを広げていきます（Redox Rep. 2013）。細胞膜の脂肪酸や血液中の脂肪酸を酸化して過酸化脂質を作り出し、全身の細胞にダメージを広げます。脂肪肝患者では、酸化ストレスに対抗するビタミンC、グルタチオン、ビタミンE、コエンザイムQ10などの抗酸化物質の活性が著明に低下しています（Medicina（Kaunas）. 2019）。単に肝臓に脂肪がついているのではなくて、肝臓に脂肪がついているような人は全身が錆びている（酸化している）のです。

日本人の成人での脂肪肝の割合は年々増加し続けており、現在では25・5％で、ほとんどが男性です（Hepatol Int. 2021）。脂肪肝の状態がより進行した状態に脂肪性肝炎（ＮＡＳＨ）があります。脂肪性肝炎とは肝臓に脂肪がついているだけではなくて、肝細胞の周りに炎症細胞が集まり持続的に燃えている状態です。慢性の炎症状態ですから、進行すると肝臓がゴム板のように固くなる肝硬変に至り、肝臓がんを発症することもあります（Anticancer Res. 2021）。脂肪性肝炎になっているかどうかの診断は、肝臓から直接組織を取って顕微鏡でみる必要があります。しかし血液検査でＡＳＴ値、ＡＬＴ値が１００IU／Ｌ以上であったり、血清フェリチン値（体内鉄の指標）や血清インスリン値（空腹時で10μU／㎖以上）が高い場合はすでに脂肪性肝炎に至っている可能性があります（J Gastroenterol. 2011）。**日本人の脂肪肝患者を平均4・2年観察したデータでは、27・7％もの人が脂肪性肝炎に進行すると報告されています**（Prev Med. 2016）。肝臓に脂肪がたまっているという意味を深く考える必要があります。

4

脂肪肝があれば、肥満がなくても糖尿病になりやすい

脂肪肝の指摘を受ける人のほとんどは、メタボリック症候群の要素（内臓脂肪、高血圧、脂質代謝異常、糖尿病）の異常傾向を示し始めています。前述のように脂肪肝患者はインスリン抵抗性・糖尿病を合併する頻度が非常に高いことが特徴です。欧米では内臓脂肪を大量にため込む肥満患者の70～90％は、脂肪肝を合併しています（J Hepatol. 2019）。しかし、日本人では肥満の基準に至らない人でも脂肪肝を生じやすい傾向があります。

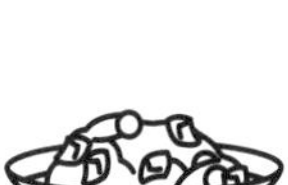

本来脂肪は脂肪組織に沈着するものです。皮下脂肪や内臓脂肪などの脂肪組織以

外に脂肪が沈着することを異所性脂肪と呼びます。異所性脂肪が沈着しやすい部位は肝臓と筋肉です。この2つの組織はともにブドウ糖を大量に代謝する臓器です。肝臓も筋肉も脂肪が沈着すると炎症性物質を放出し始めます（J Gerontol A Biol Sci Med Sci. 2010）。脂肪肝同様、脂肪筋もインスリン抵抗性と関連します（Neurorehabil Neural Repair. 2011）。

30〜50歳の糖尿病のない非肥満（ＢＭＩ：21〜25kg／㎡）の日本人男性での研究では、脂肪肝を持っている人は筋肉のインスリン抵抗性を強く示すことが示されています（J Endocr Soc. 2019）。すなわち日本人では肥満がなくても、脂肪肝、脂肪筋が原因でインスリン抵抗性を示し、糖尿病になりやすいと言えます。面白いことに研究では、例え内臓脂肪があっても脂肪肝がなければインスリン抵抗性を示しにくいことも報告されています。**日本人にとってはおなかがでっぷり出ていることより、体の中の見えないところ（肝臓）に脂肪がついている方が、非健康的であるということです。**

日本人を含めアジア人が、欧米人のような見た目にびっくりする肥満にはなりにくいのは、皮下に脂肪をため込む能力が低いためと言われています（Am J Clin Nutr. 2012）。そのため、**過剰となった脂肪酸は、肝臓や筋肉にため込みやすくなります。**

脂肪組織は単純な貯蔵組織ではなくて、さまざまなホルモンを出す内分泌器官でもあります。アディポネクチンは脂肪組織から分泌されるホルモンのひとつですが、インスリンの感受性を高める働きがあります（Ann Clin Biochem. 2014）。脂肪組織に脂肪がたまると、アディポネクチンの分泌量が低下してしまうため（Metabolism. 2006）、肝臓や筋肉などにあふれ出た脂肪がたまっている人はインスリン抵抗性を示しやすいのです。

5

γ-GTP値の上昇は、単なるお酒の飲みすぎではない

健康診断の肝機能の指標としてγ-GTP値、ALP値があります。γ-GTP値、ALP値はともに胆汁うっ滞を示す指標とされます。うっ滞とは流れずに停滞した状態のことをいいます。肝臓では胆汁という消化液がつくられます。胆汁の中には胆汁酸（食事中の脂肪を水に溶けやすくする成分）やビリルビンという色素（胆汁が黄色になる要素、大腸で茶色になり、便が茶色になる）が含まれています。肝臓で無毒化された老廃物や過剰なコレステロールも胆汁の中に捨てられます。胆汁の流れが何らかの原因で滞った場合にγ-GTP値やALP値が上昇します。胆汁うっ滞には、特殊な自己免疫疾患などや薬の影響などで胆汁が細胞レベルで詰まる場合と、物理的に胆汁の通り道（胆道）に石（胆石）が詰まって流れない場合などがあります。

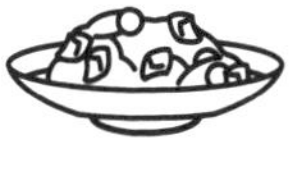

健康診断でγ‐GTP値が上昇していた場合、「お酒を飲み過ぎていないですか？」と尋ねられます。γ‐GTP値はアルコールの多飲者のみ上昇すると考えられていますが、実際はそうではありません。遺伝的にアルコール代謝が速やかな人は大量にお酒を飲む人でもγ‐GTP値は上昇しないことはわかっています（Acta Med Okayama. 2003）。逆に健康診断でまったくお酒を飲まないにもかかわらずγ‐GTP値が上昇している人も少なくありません。それではγ‐GTP値が上昇している真の意味とはなんでしょうか？

肝臓に脂肪が沈着するなどの肝細胞にダメージがあると、γ‐GTPが大量につくられるようになります（Endocrinol Metab（Seoul）. 2022）。そのため単純に肝臓にダメージがあるという指標になります。そしてγ‐GTPでもうひとつ覚えておくべき重要な意味があります。グルタチオンは細胞内での抗酸化物質として働き、活性酸素など細胞の酸化ダメージから保護する役割があります。また毒物、薬物を解毒する作用もあります。γ‐GTPはグルタチオンを合成する時に使用される酵素でもあります。γ‐GTPが高値であるということはグルタチオンを大量に合成しなくてはいけないということを意味します。すなわちグルタチオンが体内で枯渇しているサインであるということです。グルタチオンが少なくなっている状況は酸化ストレスが増えている、すなわち**γ‐GTP高値は体のサビを表していると言えます**（Free Radic Biol Med. 2004）。γ‐GTP高値は高血圧や動脈硬化への進行や（Environ Health Prev Med. 2019）、インスリン抵抗性・糖尿病への進行との関連（Int J Endocrinol. 2020）が注目されるようになってきています。**AST、ALT、ALPなどの肝臓関連の酵素の上昇がなくγ‐GTPが上昇していれば、肝臓以外の原因で体が酸化ストレスにさらされ、慢性疾患へ進行するリスクを抱えているということになります。**

6 脂肪を落とす薬に走ってはいけない

ここまでのお話の中で、肝機能異常、脂肪肝が思っていた以上によくない病態であるということが理解できたと思います。短期的に脂肪を落とすために、やせ薬と呼ばれる薬やサプリメントを飲むということを考える人も出てくると思います。ここでは一般に販売されている(自由診療のクリニックでやせ薬と言われている)ものについてその問題点について触れておきます。

1 防風通聖散

18種類の生薬が混合されている漢方薬で日本では伝統的に抗肥満に対する漢方として処方されてきました。市販のやせ薬として薬局でも積極的に販売されています。動物実験の研究結果としても体重減少、血圧低下、脂質代謝改善などが確認されています（J Ethnopharmacol. 2018）。人に対する研究結果をまとめた報告では、８週間から24週間の防風通聖散の内服でＢＭＩ（体重kg／身長㎡）が統計学的な差をもって減少することが示されています（PLoS One. 2022）。

しかし、その差はＢＭＩで０・52の減少です。ＢＭＩ27の人が内服してＢＭＩ26・５になるということは、男性だと１７０㎝、体重78kgの人が76kgになることを意味します。女性では１５５㎝、体重65kgの人が63・５kgになる計算になります。この体重変化は、痩せたいと思って薬を飲むことを決断した時に、期待した数字でしょうか？　統計学的に有意に差があるということと、臨床的にその差に意味があるかどうかは医師およびその使用者が判断すべきものです。

また漢方は万人に共通して適応があるワケではありません。防風通聖散には下剤としての効果がある大黄や発熱発汗を促す麻黄などの生薬が配合されています。防風通聖散は虚証（体力がなく疲れやすい、下痢しやすい、顔が青白いなど）の人には向いている漢方薬ではありません。漢方薬は本来肥満とか便秘といった症状に合わせて処方するのではなくて、その人の体質に合わせて処方を調整します。また防風通聖散には山梔子《さんしし》という成分が含まれています。山梔子は長期投与によって（多くは5年以上とされる）、腸間膜静脈硬化症という腸の血管が固まってしまう腸の血流不全が起こるリスクがあります（J Gastroenterol. 2017）。防風通聖散は漫然と長期にわたって飲む薬ではないことは知っておくべきです。

2 GLP－1受容体作動薬

食事を摂ると小腸から分泌されるGLP－1は、インスリン分泌を促進するホルモンです。同時に血糖値を上げるホルモンであるグルカゴンの分泌を抑制して血糖値を下げる効果があるために、GLP－1の受容体を刺激する薬は現在糖尿病の治療薬として保険適応を受けています。

GLP－1受容体作動薬には食欲を抑える働き、および胃の活動性を落とす作用があり結果的に食事量の減少し体重減少効果を認めます（Expert Rev Clin Pharmacol.

2021）。米国食品医薬品局（ＦＤＡ）ではすでにＧＬＰ－１受容体作動薬を抗肥満薬として承認しています。肥満の青少年を対象とした体重減少効果を見た試験では、ＧＬＰ－１受容体作動薬（リラグルチド３・０㎎）を56週間投与群とプラシーボ群（偽薬）に振り分けました（N Engl J Med. 2020）。何をやっても痩せられない体重１００kgぐらいの青少年（平均14歳）を対象に、食事・運動指導なども併せて行われました。結果はＧＬＰ－１受容体作動薬群は２・３kg体重が減ったのに対してプラシーボ群はなんと体重が２・３kg増えていました。何もしなければどんどん体重が増えていった人たちの体重を減らせたのだから確かに効果はあるのでしょうが、14カ月の投与での体重減少効果として満足できる数字とは思えません。日本人対象のデータでも平均体重71kg程度の人で１・５kgの体重減少でした（Diabetes Ther. 2021）。

美容クリニックや自由診療クリニックなどでＧＬＰ－１受容体作動薬はやせ薬、やせ注射として大々的に広告が展開されています。注射での減量効果の実際と潜在的なリスクについてよく考えてから行うかどうかを決めなくてはいけません。**長期**

投与にて甲状腺がんのリスクが上昇すること（Diabetes Car. 2022）や、**急性膵炎などの重篤な合併症も報告されています**（Clujul Med. 2018）。高度肥満（ＢＭＩ３５kg／㎡）など早急に減量を要する場合を除き、日本糖尿病学会が勧告にあるように糖尿病の治療以外での安易なやせ薬としての使用は慎むべきだと考えます。

3　抗肥満薬オルリスタット

抗肥満薬オルリスタットは全世界中で販売されている抗肥満薬です。欧米などでは既に医師の処方箋なしで販売されており、日本でも２０２３年から薬局で販売されています。この内服薬の効果を及ぼすしくみは単純で、腸内消化酵素のリパーゼの活性を短時間ブロックして、脂肪の分解を抑えます。体に吸収できる形で脂肪を分解できないために、食事で摂取した脂肪はすべて便として排出されます。薬の作用時間が短時間であるために食事の度に内服が必要になります。食事の中の脂質の30％強の吸収をブロックします（J Antibiot（Tokyo）. 1987）。そのため副作用として便がアブラっぽくなったり、便が緩くなりすぎて便漏れや下着が汚れるなどが起こります。

安全性としてはとくに問題がないため、医師の処方なく薬局で購入できるという判断ですが、いくつかの潜在的な問題点は知っておく必要があります。**1つ目は脂肪の吸収を阻害するということは、体内の脂質組成に影響を与える可能性があります。**脂質は重要な細胞膜の成分です。脳の60％は脂質でできているため、長期的に服用することによる細胞のダメージ、脳のダメージについてはこれから検討が必要です。少なくとも体に入れる脂質の質のコントロールが必要です。**2つ目は脂溶性のビタミンの吸収が阻害される可能性があるということです。**ビタミンA、D、E、Kは脂質と一緒に体内に吸収されます。脂質吸収がブロックされるということはこれらビタミン不足を招く可能性があります。短期的にはこれらのビタミン不足になることはないとされていますが（Diabetes Care. 1998）、アメリカ食品医薬品局（ＦＤＡ）は毎日脂溶性ビタミン補助剤を服用するように勧告しています。

3つ目は腸内に脂肪が大量に存在すると腸内細菌に影響を与えることです。一般的に高脂肪食は腸内細菌の組成を変化させます。高脂肪食を続けると腸内細菌の多様性が減少していきます。腸内細菌の多様性とは、腸内に存在する細菌種の多さを示し、**多様であるほど病気が少なく長寿に影響する**ことが知られています（Aging (Albany NY). 2019）。**動物実験ではオルリスタット投与により、腸内細菌の多様性が低下することが確認されています**（Evid Based Complement Alternat Med. 2020）。オルリスタットの効果で体内に吸収される脂質、および脂肪酸の量が低下することにより、体には減量効果、血糖値改善効果が認められますが、同時に腸内細菌には大量の脂肪が負荷されることになります。短期的には減量を始め、体にとってよい効果を示しますが、長期的には腸内細菌のバランスの崩れからの負の影響が懸念されます。

7

肝機能を戻すには、生活習慣を変えるしかない

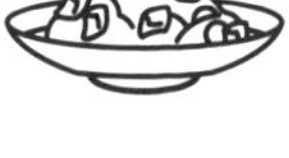

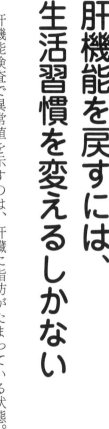

肝機能検査で異常値を示すのは、肝臓に脂肪がたまっている状態。では肝臓の脂肪を少なくするにはどうしたらよいのでしょうか？　何も自分の生活を変えずに肝臓の脂肪だけを落とそうと考えれば痩せ薬など努力のいらない方法に走りがちです。しかしその薬で体の脂肪が少なくなったとしても、脂肪が肝臓や筋肉にたまってしまうような生活習慣を変えていなければ、長期的に薬を飲み続けることになりますし、いずれ元に戻ってしまいます。薬による副作用も無視できません。

これからも続々と痩身に関する薬が登場すると思いますが、基本は脂肪がたまらないような生活スタイルに改善していく以外に安全で確実な方法はありません。そのためには健康的な食事を行い身体活動を増加させ、体重が重すぎる場合は減量を達成しなくてはいけません（Dig Liver Dis. 2010）。

体重過多の人の減量は脂肪肝の管理にとって重要なアプローチですが、超低炭水化物食のような減量目的の極端な食事は、短期的に体重を減らすことができても、インスリン抵抗性を増加させ、後にはリバウンドを引き起こし脂肪肝を増悪させる可能性があります（Clin Nutr. 2014）。肥満の人でも痩せている人でも脂肪肝患者では、健康的な食事がより有効であることが示されており健康的な食事パターンがNAFLDの予防および管理において重要な役割を果たすことが疑いがありません（Curr Opin Clin Nutr Metab Care. 2012）。ではまずどのような食事を心がけるべきか？という研究結果をお伝えします。もちろん、過剰な糖質、急激な血糖値の上昇は脂肪蓄積の原因となりますので、2－8の「血糖値改善のための食べ方」を行いつつ、ここでは脂質摂取についての注意点を述べます。

まず体の脂肪を減らしたかったら低脂肪の食事を行うのか？　と考えるかもしれませんが、それは間違いです。**まず減らすのは炭水化物**で、その不足したカロリー分を補うためにむしろ食べる脂肪の量を増やす必要があります。しかし、増やす脂肪の質は問題です。

地中海食はギリシャ、イタリア、スペインなど地中海周囲の国々で伝統的に食べられている食事です。主に野菜、豆類、全粒穀物、オリーブオイル、魚介類、ナッツ、果物を多く摂取し、赤肉、加工肉、甘い物の摂取が少ないことが特徴です（Liver Int. 2017）。野菜３～９皿、果物１／２～２皿を摂取し１日あたり平均33ｇの食物繊維をとりながら、エネルギーバランスでは約２２００㎉のうち脂肪の占める割合が37％と脂肪をしっかりと摂取します。**地中海食を遵守することにより脂肪肝が改善することが一貫して報告されています**（Nutrients. 2020）。平均ＢＭＩ３１kg／㎡の90人のＮＡＦＬＤ患者を６カ月間地中海食を摂取してもらったところ、肝機能改善（ＡＬＴ）より先に肝臓の脂肪が低下していくことが観察されました（Clin Nutr. 2015）。そして肝機能の改善も脂肪摂取が多いにもかかわらず、地中海食（脂肪45％）の方が糖質コントロール食（血糖値の上がりにくい全粒穀物などの炭水化物を中心とした食事、脂肪30％）よりも肝機能改善効果が高いことも報告されています（Diabetologia. 2008）。どうして脂肪摂取が多いにもかかわらず、地中海食では脂肪肝の改善、肝機能の改善が得られるのでしょうか？

8

肝臓によい脂質

地中海食で使用されるオリーブオイルの主な成分はオメガ9系の1価不飽和脂肪酸のオレイン酸で、脂肪酸の70～80％を占めます。不飽和脂肪酸には酸化しやすい部位が存在します。その酸化しやすい部分が多数ある脂肪酸が多価不飽和脂肪酸です。主に植物の種から絞った油（大豆油、コーン油、ヒマワリ油、ゴマ油など）は多価不飽和脂肪酸が多く含まれているため極めて酸化しやすい油といえます。それに対してオリーブオイルに含まれるオレイン酸は酸化されやすい部分が1箇所（1価）しかないためにオリーブオイルは安定した油と言えます。

その上オリーブオイルには多くの種類のポリフェノールが含まれます。フェノール酸、ヒドロキシチロソール、チロソール、オレウロペイ、リグナン、フラボノイドなどが存在し、これらはすべて抗酸化作用を示します（Nutr Metab Cardiovasc Dis.

2010)。オリーブオイルの示す健康効果は主にこれらの抗酸化物質による効果であると考えられています。オリーブオイルに含まれるこれらの抗酸化物質は精製過程で失われていくため、オリーブオイルの健康効果を享受するためにはエキストラバージンオリーブオイルなどのグレードの高いオイルを使用する必要があります。

糖尿病予備軍を対象とした研究では1日わずか10gのエキストラバージンオリーブオイルを食事に追加しただけで、血糖値や中性脂肪値の改善を認めています(Clin Nutr. 2017)。エキストラバージンオリーブオイルの代わりにコーン油を使用してみるとこれらの改善は認められなかったことから、エキストラバージンオリーブオイルが脂質の代謝に大きな影響を与えることは間違いありません(Nutr Diabetes. 2015)。

実際オリーブオイルを摂取することで超音波検査での脂肪肝が改善しています(Diabetes Technol Ther. 2014)。エキストラバージンオリーブオイルは体内で抗酸化物質として働くビタミンEの低下を抑制します（Atherosclerosis. 2014）。**オリーブオイルに含まれるさまざまな抗酸化物質が複合的に体の酸化を予防していきます。**動物実験ではオリーブオイルが肝臓への脂肪の蓄積を防ぐことが示されているように（Nutrition. 2016）、脂肪肝の人は改善のために普段使用する油をオリーブオイルに変更してください。10gのエキストラバージンオリーブオイルは、大さじ1杯程度です。そのままスプーンで飲んでもいいですし、サラダや味噌汁に加えて摂取することもできます。

9

肝臓によい食品

肝臓の機能を改善する食品はさまざまな抗酸化物質を含む食品です。肝臓保護効果のある食品には以下のようなものがあります。

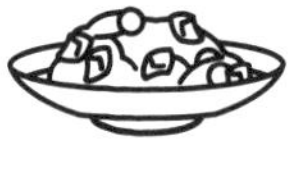

1 アボカド

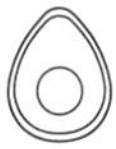

アボカドは日本でも簡単に手に入るようになった果物の一種です。アボカドはカロリーの80％が脂質で、オリーブオイルと同じオレイン酸が中心です。食物繊維も豊富で、アボカド1個に約8g含まれます。脂質、食物繊維の豊富な食品は食後の満足感が高まります。そのためアボカドを摂取すると食欲のコントロールが容易になります（Nutrients. 2019）。過体重または肥満の成人を対象とした研究で、**毎日1個のアボカドを3カ月間食べることで腹部脂肪が低下することが示されています**（Curr Dev Nutr. 2019）。アボカドの摂取は脂肪組織からのホルモン分泌を改善し、中

性脂肪値、ＬＯＬコレステロール値を改善します（Crit Rev Food Sci Nutr. 2013）。

2 コーヒー

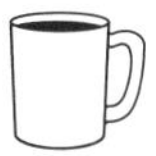

コーヒーの肝臓保護効果があることが報告されたのは１９９０年代のことです。**コーヒーの摂取はアルコールによる肝硬変の進行を止める働きがあることが発見されました**（Am J Epidemiol. 1992）。その後の研究で**コーヒーはアルコール以外の全ての肝臓疾患のリスクを低減すること**（Gastroenterology. 2005）、**肝臓がんのリスクを低下すること**（J Natl Cancer Inst. 2005）が示されています。

コーヒーの薬効成分はカフェイン、クロロゲン酸の他、１０００種類以上の化合物が含まれています。カフェインにはＡＳＴ、ＡＬＴなどの肝酵素を低下させる作用があります（Gastroenterology. 2005）。実際に脂肪肝を持つ成人の研究では、定期的にコーヒーを消費する人は脂肪性肝炎（ＮＡＳＨ）へ進行しにくいことが示されています（Liver Int. 2014）。このコーヒーが脂肪肝の発症を防ぎ、**肝障害の重症度を下げ**

る効果はカフェインが入っていないデカフェコーヒーでも示されており（BMC Public Health. 2021）、カフェインが苦手な人でもコーヒーを摂取するメリットはあります。

3　新鮮な魚

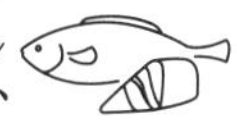

サーモン、ニシン、イワシなどにはオメガ3脂肪酸であるEPA／DHAが豊富に含まれています。オメガ3脂肪酸は肝臓の炎症と肝臓への脂肪の蓄積を軽減する効果を示します（World J Gastroenterol. 2015）。脂がのった魚を週2回以上摂取すると、血中の脂質を減らしてくれます。魚を週に2回以上食べる人は、肝臓がんのリスクが54％低いことも示されています（Front Nutr. 2021）。オメガ3脂肪酸EPA／DHAはサプリメントとして摂取することもできますが、オメガ3脂肪酸は酸化しやすいためサプリメントの質には十分注意する必要があります。

4　緑茶

緑茶には心血管系死亡、全死亡の低下作用などの健康効果があることが日本人の

疫学データから示されています（JAMA. 2006）。緑茶に含まれるポリフェノールであるカテキンが炎症の改善、脂質代謝を改善します。緑茶カテキンは脂肪の燃焼を増加させ、肝臓への脂肪の蓄積を減少させます（J Nutr. 2012）。**緑茶カテキンを12週間摂取した人は、肝臓機能改善、体脂肪の減少とともにCT検査にて肝臓の脂肪量が減少することが確認されています**（Int J Mol Med. 2013）。同様の肝臓の保護効果は紅茶にも存在すると考えられています（Phytother Res. 2011）。

5 くるみ

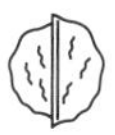

紀元前5世紀にギリシャのヒポクラテスによって健康によいと語られたナッツはそれ以後、薬とみなされ肝臓病の治療に使われてきました（Public Health Nutr . 2011）。ナッツは抗酸化物質であるビタミンE、食物繊維が非常に豊富です（Asia Pac J Clin Nutr . 2008）。中国の研究では、**週に4回以上ナッツを摂取する人は脂肪肝になりにくいことが示されています**（Liver Int. 2019）。ナッツの中でもクルミはポリフェノールなどの抗酸化物質とオメガ3脂肪酸の含有量が最も高く、脂肪肝の軽減に最も効

果的な食材です。地中海食の一環として18カ月間28ｇのクルミを意識的に摂取してもらう研究の参加者は、１週間に５～６回クルミ摂取が継続できれば肝臓内の脂肪が低下することがＭＲＩ検査で確認されました（Gut. 2021）。この研究ではさらにポリフェノールを多く摂取する地中海食（緑の地中海食）を摂取するとさらに脂肪肝が改善することが示されており、より多くの抗酸化物質を摂取することが脂肪肝改善の鍵となることは間違いありません。

10 肝臓に悪い食品

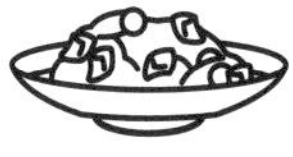

脂肪肝は過度のアルコール摂取や肝毒性の薬剤の使用など明らかな肝障害を引き起こす単一の要因だけが原因ではなく、日々の食品など複合的な要素で引き起こされてきます。過剰な糖分や酸化しやすい脂質など糖尿病を引き起こすような食品はもちろん脂肪肝のリスクも上昇させます（J Hepatol. 2016）。それ以外にもとくに注意すべき脂肪肝リスクを上昇させる食品についてお話しします。

1 赤肉（牛、豚など）

えっ？　赤身の肉が脂肪肝を引き起こす？　と聞いて驚かれるかもしれません。過去の疫学的なデータからは赤い肉は脂肪肝リスクを上昇させることが示されています（Br J Nutr. 2020）。肉を赤くするのはミオグロビンという赤い色素です。ミオグロビンの中には鉄が含まれています。肉に含まれる鉄分はヘム鉄と呼ばれ、穀物や野菜などの植物性食品や乳製品に含まれる非ヘム鉄よりも腸で優先的に吸収されるため、鉄の体内での吸収率が高くなります。

健康上で鉄分が不足していることが問題とされていますが、実は過剰に鉄分を摂る方が体に対するダメージは大きくなります。**鉄は生体内で強力な酸化促進剤として働き、活性酸素の生成に関与しています**（Methods Enzymol. 1990）。過剰になった場合は鉄による酸化ダメージを受けやすく、糖尿病を引き起こすことが示されています（Endocrinology. 2004）。鉄は体内で少なくてもいけない、多くてもいけない適正値の幅が少ないデリケートな金属なのです。そのため体内貯蔵量がどれくらいあるかを把握せずに、闇雲に赤肉を食べることは健康リスクがあるということです。さらに加工された赤肉は保存料として亜硝酸塩が使われています。亜硝酸塩は同じく糖尿病リスクをあげるため脂肪肝へ至りやすくすると考えられます（Metabolism. 2015）。

2 ソフトドリンク

清涼飲料水の消費量が多いと、脂肪肝やメタボリック症候群の可能性が高くなることが示されています（Br J Nutr. 2020）。これは過剰な砂糖、糖分が肝臓に負荷をかけることにより脂肪肝を誘発する機序（しくみ）が想定できるので、この関係は納得のできる結果です。ソフトドリンクには濃縮果汁還元１００％ジュースや砂糖入り缶コーヒーなども含まれます。砂糖の悪影響を排除し、摂取カロリーを減らすために近年は甘味を加える食品添加物である人工甘味料の摂取量が増加しています。アスパルテーム、スクラロースなどの人工甘味料が低カロリーまたはノンカロリーの飲料で使われています。こういった飲料は砂糖は使われていませんが、**人工甘味料の使用はまだ歴史が浅く、人体への影響は研究段階です。はっきりと結果が示されているのは人工甘味料が腸内細菌のバランスを乱すということです**（Food Chem Toxicol. 2019）。**腸内細菌が肝臓の代謝だけでなく、肝臓の炎症状態にも影響を与えるこ**とが報告されており、**腸内細菌の乱れは脂肪肝への進行に関与している可能性**が指摘されています（EMBO Mol Med. 2019）。腸内細菌のバランスを乱す人工甘味料が脂肪肝のリスクをあげることが今後証明されてくる可能性が高いと思います。カロリーゼロという甘い言葉の誘惑に負けないように気をつけてください。

3 ブドウ糖果糖液糖

人工甘味料とともに清涼飲料水に使われている甘味料としてブドウ糖果糖液糖（異性化糖）があります。ブドウ糖果糖液糖は主にとうもろこしから工業的につくられ、砂糖に比べて安価に供給することができるため、**現在ほとんどの清涼飲料水に砂糖の代わりとして使用されています。**ブドウ糖果糖液糖は文字通り、ブドウ糖と果糖の混合液です。果糖の甘さは砂糖の1・5倍あります。果糖というと果物に含まれている糖分で健康によい糖というイメージを持っているかもしれません。しかし果糖は量が多くなるにつれて体に悪影響を及ぼします。

少量の果糖は腸で直接代謝され使用されますが、大部分の果糖は肝臓に送られます。肝臓で果糖は脂肪生成過程に必須なグリセロールなどに代謝されていきます

（Nutrients. 2022）。果糖の代謝はブドウ糖の代謝と異なり酵素によるコントロールを受けにくいために、**果糖が供給されればすべて脂肪の原材料に作り変えられていくことになります**（J Clin Invest. 2018）。そのため**果糖の大量摂取の結果は、肝臓での脂肪の蓄積が進み脂肪肝に進行していきます**（Nutrients. 2022）。果物などの自然由来の果糖と工業的につくられたぶどう糖果糖液糖では健康への影響は異なります。ぶどう糖果糖液糖に含まれる果糖はより濃縮され、体が利用しやすくなっているためです。**果物には果糖以外に食物繊維、ビタミン、ミネラル、抗酸化物質などの成分が含まれ果糖の負の影響を取り除いてくれます。**近年果糖摂取の増加は心臓血管疾患のリスクをあげることも指摘されています（Metabolites. 2022）。果糖は代謝の際に尿酸を生成します。果糖の摂取後数分で尿酸値が上昇し、食後しばらくたっても尿酸値は高値を維持します（Nutr Metab（Lond）. 2012）。尿酸値が高値になるとインスリン抵抗性やメタボリック症候群につながる証拠も報告されています（Int J Mol Sci. 2020）。**尿酸値が健康診断でチェックされている人は、とくにブドウ糖果糖液糖の摂取は控えるべきです。**

11
肝機能改善のために献血を利用する

病気治療のために血液を抜くことを瀉血《しゃけつ》と呼びます。血液を抜くことが病気の治療になるの？　と思ったかもしれません。**古代エジプト時代から瀉血は病気治療として行われていた記録があります**（Trans Stud Coll Physicians Phila. 2002）。病気は不純物の多い体液で引き起こされると考えられていたため、血液を積極的に排出することで病気を追い出すことができると考えられていました。主に中世のアラブの医師たちが実践し、やがてルネッサンス期にはヨーロッパの他の国々にも広まっていきました。発熱があれば瀉血の適応と考えられていたため、感染症であっても瀉血が行われていました。当然適切な治療でないため、多くの不幸な転機を辿った患者さんがいました。アメリカの初代大統領ジョージ・ワシントンやモーツァルトも感染症の治療として行われた瀉血が死亡の誘因になったようです（Br J Haematol. 2008）。

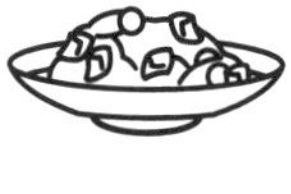

さすがに現代では瀉血は血液が多くなる多血症など限られた疾患のみに行われています。**瀉血は血液を抜くために、同時に鉄を体外に排出することができます。鉄は一旦体内に入ると排出することが極めて困難です。**過剰な鉄は3－10の「赤肉」でもお話ししたように疾患を引き起こすリスクを上昇させます。C型肝炎に治療効果の高い薬剤が使用できなかった時代には、瀉血は鉄を排出させて肝臓の炎症を取る目的で使用されていました（Eur J Gastroenterol Hepatol. 2011）。そして、**瀉血によって鉄を排出することがメタボリック症候群の治療（BMC Med. 2012）、がんの予防（J Natl Cancer Inst. 2008）、認知症の予防（Med Hypotheses. 2009）につながる可能性も指摘されています。**

体内に鉄が過剰に存在しているかどうかを判断するには血清フェリチン値を測定して判断します。血清フェリチン値の正常値は男性で17・0～290ng／mℓ、女性で6・4～167ng／mℓとされています。6カ月間生活スタイル改善指導を受けても脂肪肝が改善しなかった血清フェリチン値が250ng／mℓ以上ある男女32名（男性26名、女性6名）に対して瀉血治療を行いました。1カ月に350mℓの瀉血を行いました（貧血と診断される場合は瀉血は施行しない）。6カ月後の検査で、肝機能酵素（ALT、AST）、および脂肪肝が改善していました（Adv Biomed Res. 2017）。

脂肪肝の人で血清フェリチン値が高い人は、生活習慣の改善とともに瀉血を利用することもひとつの方法です。血清フェリチン値の正常値の上限については高すぎるのではないかと思います。50〜100ng／mℓの範囲に維持するために、2〜4カ月ごとに治療的瀉血を行う必要があるとコメントしている医師もいます（Blood. 2010）。現実的には治療としての瀉血は病院で受けることはできませんが、血液を抜いて鉄分を体外に排泄することは、献血を利用して行うことができます。事前に採血検査でヘマトクリット値（貧血の有無）、血清フェリチンをチェックして、貧血がなくフェリチン値が高値であった場合は、定期的に献血を利用してフェリチン値を適切なレベルに維持しておくことをおすすめします。

第4章

食習慣に関する、ツッコんだ質問に答えてみました

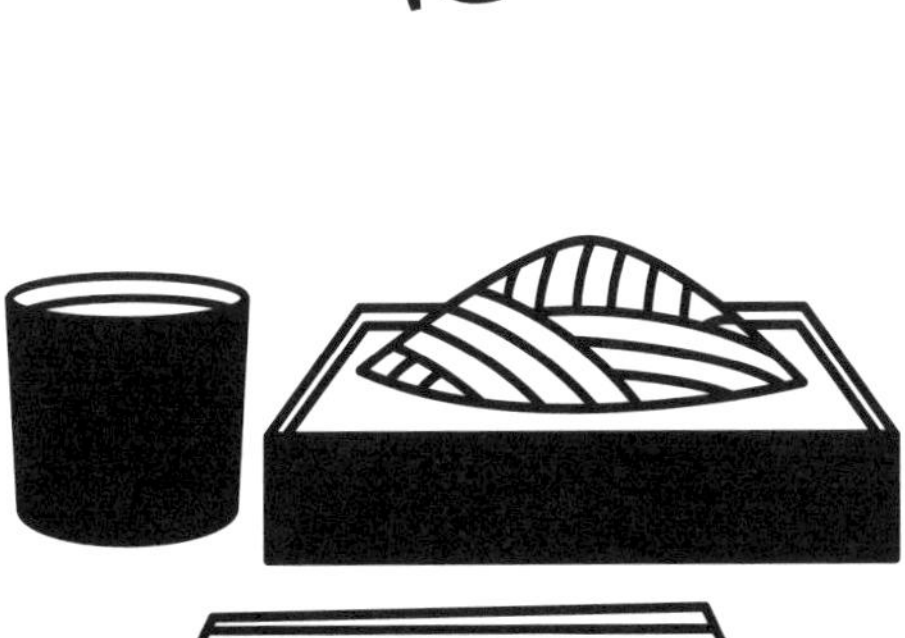

Q1 40代と70代では、たんぱく質の摂り方が違うのですか？

A

1章、2章でお話ししたようにたんぱく質は重要な栄養素ですが、たくさん摂取すればいいものではありません。適量というものがあります。適量とは筋肉などの組織、酵素、その他の代謝物質を十分に作り出す量であって、個人の代謝能力を超えた量のたんぱく質は、臓、腎臓、腸に過剰な負荷をかける結果になります。

年齢が若いうちはたんぱく質量が多くても少なくてもそれほど影響はありません。多く摂取しても肝臓、腎臓、筋肉が処理してくれますし、たんぱく質を代謝して脂肪として蓄えたりして対応できます。たんぱく質量が少なくても、体内のたんぱく質を再利用するシステム（オートファジー）がありますので、よほど激しいトレーニングをしない限り、日本人で通常の食事をしていたらたんぱく質不足による体調不

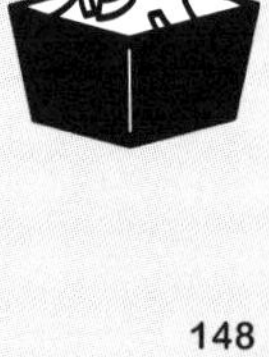

良となることはありません。

しかし、高齢になってくると話は変わります。まず消化酵素の分泌力が低下することによって、食べても効率よく体内にたんぱく質を吸収することが難しくなります。分解できず吸収できない腸内に残ったたんぱく質は腸内細菌による代謝を受けて（腐敗）、アンモニアなどの毒性物質が産生されます。さらに体内に吸収されたアミノ酸も、量が多くなると処理ができません。

これには2つの要因があって、肝臓、腎臓の代謝能力の低下と筋肉量の低下です。そのため、たんぱく質の食べ過ぎは要注意です。逆に**体内のたんぱく質を再利用する能力や筋肉を合成する能力が低下するために、筋肉の萎縮が加速してしまいます**（Br J Nutr. 2012）。アミノ酸摂取に対する反応性が低いため、高齢になればなるほどたんぱく質の摂取量については意識をする必要があります（Am J Physiol Endocrinol Metab. 2006）。

1日のたんぱく質摂取量は1－6で体重1kgあたりたんぱく質0・8g程度とお話ししました。**高齢（65歳以上）になると、筋肉を合成する刺激（同化刺激）を最大限にするため、少し増やす必要があります。**1食に大量に摂取しても消化しきれないために、1食あたりは0・4g／kgのたんぱく質を摂取することが理想です。3食ですと、1日あたりでは1・2g／kgの摂取となります（J Gerontol A Biol Sci Med Sci. 2015）。**消化吸収する能力の低下を補うためには、胃酸を追加するために食前にリンゴ酢を摂取したり、たんぱく分解酵素のサプリメントを使用することも必要です。**

Q2

良質なたんぱく質として「白肉」が挙げられますが、大豆はどうですか？

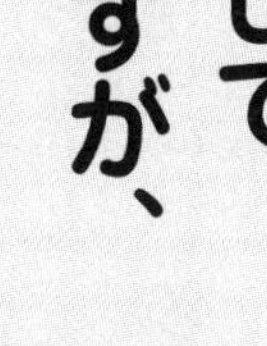

A

鶏肉や白身魚の方がなんとなく健康的な気がすると思っていませんか？　その考えは部分的には正解です。赤肉は3－10でお話ししたようにミオグロビンという色素が多く含まれているのに対して、**鶏肉や白身の魚はミオグロビン含有量が少ないので「白肉」と呼ばれます。**赤肉の摂取は脂肪肝、糖尿病のリスクを上げるだけでなく、疫学的には大腸がんのリスクを上昇させることが一貫して報告されています（Nutrients. 2022）。ミオグロビンに含まれる鉄がそのリスクを上昇させる要因と考えられています。それでは白肉は大腸がんリスクを上昇させないのか？　というと、疫学データでは鶏肉もとくに男性では大腸がんリスクを上昇させることが示されています（Int J Epidemiol. 2020）。白肉といえども含有量が少ないだけで、ミオグロビン

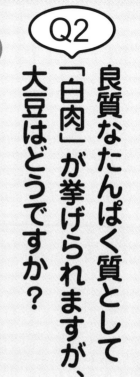

は含まれているので、大量に食べれば赤肉と同様のリスクになるワケです。では肉を食べないようにしなくてはならないのか？　というとそうではありません。

加工肉は絶対的に食べないようにすることが望ましいですが、肉はすべての必須アミノ酸を供給してくれる重要なたんぱく源であることは間違いありません。子どもや鉄欠乏性貧血を持つ閉経前の女性にとっては、鉄と亜鉛の優れた供給源です。肉類による大腸がんリスク上昇はあくまでも摂取量の問題で、鶏肉摂取は女性では逆に大腸がんリスクは低下しています。カルシウム、クロロフィル（葉緑素）、ビタミンC、およびいくつかのポリフェノールは鉄の有害な効果を低減することができることがわかっていますので、これらの食品と同時に摂取することを心がければ肉のリスク低減は可能です（Cancer Prev Res (Phila). 2011）。

畑の肉とも呼ばれる大豆は肉に匹敵するたんぱく質を含んでおり、ベジタリアンの人にとっては貴重なたんぱく質供給源です。日本人はもともと肉を食べる民族ではなかったので、たんぱく質は味噌や醤油、納豆などの大豆製品からの摂取が大きな比重を占めていました（Front Nutr. 2022）。**メチオニンおよびシステインなどの含硫アミノ酸以外の必須アミノ酸は大豆で十分まかなうことができ、体内に実際吸収されるアミノ酸量でいえば牛肉を凌ぐことが示されています**（Front Nutr. 2022）。

このように大豆は肉に代わる貴重なたんぱく源ですが、注意点があります。大豆には大豆イソフラボンという優れた抗酸化物質、抗炎症物質が含まれています。イソフラボンは、体内で女性ホルモンのエストロゲンと同様の振る舞いをします。一般にはイソフラボンは乳がん（Eur J Nutr. 2019）や前立腺がん（J AOAC Int. 2006）を抑制するなど多くの健康効果が報告されています。しかし大豆イソフラボン摂取後の濃度は、閉経前の女性の循環エストロゲン濃度を100〜1000倍も上昇させます（Eur J Clin Nutr. 2014）。これだけの濃度上昇があると生理活性作用は無視できないレベルです。**動物実験ではこのエストロゲン活性作用が、逆に乳がんリスクを上げることが報告されています**（Cancer Res. 2001）。

大豆たんぱく質の健康効果が注目されるにつれて、多くの大豆ミートなどの大豆たんぱく加工食品がつくられるようになりました。加工された大豆は脂質と食物繊維の含有量が著しく減少し、ほとんどの場合、イソフラボン濃度が80～90％減少します（J Chromatogr B Analyt Technol Biomed Life Sci. 2002）。**大豆ミートなどは超加工食品であるため、味噌、納豆などと同様の健康効果は得られません。**あくまでも加工度の低い大豆製品を、肉の代わりに摂取するという姿勢が大豆のリスクとベネフィットのバランスを考えた摂取法です。

Q3 カロリー制限から糖質制限へと食事法の基本が変わっている？

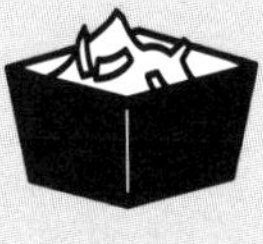

A カロリーと聞いて正確に何を意味するものかを知っている人は意外に少ないのではないでしょうか？　カロリーはもともと熱量を表す単位ですが、物理学の世界では現在は使用されていません。カロリーは食事量の程度を表す時にイメージがしやすいので、栄養学では今でも慣習的に使用されています。体に入ってくるカロリー以上に体がカロリーを消費すれば痩せると短絡的に考えられていますが、人の体はそんなに単純にはできていません。

これまでの肥満対策の試みは、カロリー摂取量を減らすことに焦点を当ててきましたが、ご存じの通り肥満率は上昇する一方です。カロリーが少ない食事を続けると、代謝率が低下してするため、減らしたカロリーの分だけ体はエネルギーを使用しないようになります。**カロリーを減らすと、食欲を刺激するホルモンの変化が起こり、脳は高カロリーの食品を求めるようになります**（Nutr Res Rev. 2005）。このホルモン変化はノンカロリーの人工甘味料などを使用するとさらに顕著に表れます。失った体脂肪を戻すように仕向けるホルモンの刺激はダイエット後1年たっても継続しています（N Engl J Med. 2011）。

ダイエットに関しては短期的な結果ではなくて、いかに減らした体重を維持できるかという長期的な観点をダイエット開始時から意識していなければ、せっかくの努力が意味のないものになってしまいます。データが示すように、**ダイエット実施者の約半数の人はダイエット前より体重を増やす結果**になってしまいます（Am Psychol. 2007）。

カロリー制限のダイエットを行うと、一時的にカロリー制限で体脂肪は減少します。筋肉のエネルギー消費が減少し、熱の産生量、代謝率が低下し、体に足りないカロリーが入ってきたら体に大量にため込めるように、すなわちリバウンドしやすいように変化していきます（Am J Clin Nutr. 1998）。そしてこの**一層脂肪を蓄積しやすい体の状態で、元の食事に戻ってしまうと、以前にもまして脂肪がついていくという悪循環に陥ります。**多くのダイエットを試みる人は、ダイエットとリバウンドを繰り返しますが、**リバウンドを繰り返せば繰り返すほど、より痩せにくい不健康な体になっていきます。**何の作戦も持たずに単純に食べる量を減らしてカロリーを減らせば、ダイエットできる、太るリスクを減らせるという常識は見直さなくてはいけません。

ではどのようにダイエットを成功させて、維持するか？　については手順があります。膵臓から分泌されるインスリンが脂肪蓄積の刺激であり、インスリン抵抗性が肥満の大きな要因であることは先にお話ししました。長期的なダイエットを成功させるには、**①インスリン抵抗性を改善すること、②基礎代謝のレベルを上げることが必要です。**

インスリン抵抗性を改善するためには、まずインスリン刺激物質である糖質の制限が必要です。制限した分だけ脂質の摂取を行っておけば、脳はカロリー制限を受けていないので脳をうまく騙すことができます。

脂肪の摂取をすると脂肪がついてしまうのではないかと考えるかもしれませんが、インスリン分泌を抑えておけば脂肪がつくことはありません。もちろん摂取する脂質はオリーブオイルなどの良質な脂質である必要があります。そのためにダイエット食の基本（たんぱく質の過剰摂取を抑えて、脂質を多めに摂取する）は糖質制限食、主食の糖質1日あたり100g程度（ご飯お茶碗2杯程度）の食事が基本になります。

それと同時に基礎代謝のレベルを上げるために**筋力トレーニング**を行います。インスリン抵抗性というホルモン異常が改善されて、筋肉の基礎代謝能力が上がれば、徐々に糖質制限の程度を緩めていくことができます。食事ごとに満足感が得られる食事でなければ継続は難しいので、何を食べるかが重要です。糖質制限食は主に主食の制限を意味しますので、エネルギー密度の低い野菜果物の制限は必要ないので、満足感の得られる食事を準備することも大きな要素になります。

Q4 炭水化物＝糖質、と考えるべきですか？

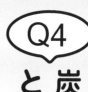

A 糖質制限という言葉は一般的に使われるようになりましたが、何をもって糖質と呼ぶかという点について整理しておきたいと思います。糖質制限食は英語でlow-carb dietと呼びます。carbはcarbohydrateの省略で「炭水化物」という意味です。「炭水化物」は糖の最小単位であるブドウ糖などが結合してつくられていきます。ブドウ糖が結合していくので、すべての炭水化物が血糖値を上げる作用があるのかというとそうではありません。

炭水化物は大きく分けて2つに分かれます。ひとつはヒトの消化酵素で分解できる炭水化物、もうひとつはヒトの消化酵素で分解できない炭水化物です。**分解できる炭水化物を「糖質」（sugar）**と呼び、この炭水化物はブドウ糖となり体内に吸収されて血糖値を上昇させます。人の消化酵素で分解できないブドウ糖の塊は、分解されないので血糖値を上げることはありません。分解できないブドウ糖をこの一般名で「食物繊維」(fiber)と呼びます。

ブドウ糖は英語で**グルコース**と呼びます。例えば食物繊維の一種であるセルロースのブドウ糖の一種であるβ-グルコースというものが多数結合してできています。人の消化酵素はβ-グルコースどうしの繋がりを断ち切ることができません。それに対してヒトの消化酵素で分解できる炭水化物は、α-グルコースというブドウ糖同士が結合しています。

そのため、**炭水化物と糖質は同じ意味ではありません。**ダイエット、血糖値コントロールのためには糖質(sugar)の制限は必要ですが、食物繊維(fiber)はむしろ摂取したほうが前述のごとく血糖値をコントロールしてくれます(Am J Clin Nutr. 2008)。

「糖質」（sugar）は英語でシュガーですが、シュガーというと日本人は白砂糖のイメージを抱くと思います。ここでいうシュガーとは白砂糖（主成分はスクロースというブドウ糖と果糖の結合したもの）だけではなく、人が分解して血糖値を上げるものの総称です。よって、**糖質制限（シュガー制限）には白砂糖はもちろん、米、小麦などのデンプンも含みます。**ブドウ糖と果糖が結合したものがスクロースですが、同じブドウ糖と果糖が結合しても結合の仕方が異なると人の消化酵素では分解できません。イヌリンはブドウ糖と果糖が複数結合してできるオリゴ糖ですが、その結合をヒト消化酵素が分解できないため血糖値を上昇させることはありません。そのため、**糖質制限食でもオリゴ糖を制限する必要はありません**（Benef Microbes. 2022）。

Q5
パンを食べるより、ご飯を食べるほうがよい？

A ご飯を食べるよりパンを食べるほうが、調子がいいという人もいるかもしれませんが、多くの人にとってはご飯よりパンを摂取したほうが調子が悪くなる人が多いのが実情です。

パンは小麦からできていますが、小麦の中にはグルテンと呼ばれる弾力や粘り気を出すたんぱく質が含まれています。うどんやパンなどをつくる上で弾力やふっくら感を出す上で重要な要素です。グルテンのひとつであるグリアジンは、ヒトのたんぱく質分解酵素では分解できません。分解できずに腸の中を通過するグリアジンはリーキーガット（漏れる腸）を引き起こします。

リーキーガットとは腸に微細な穴が開いてしまうことで、その穴から未消化の食品、毒素、病原菌などが体内に入ってしまうため、全身炎症のリスクが上昇します。この反応は健常な人の腸でも日常的に起こっている反応です(Nutrients. 2015)。

健常な人ではリーキーガットは一時的で次第に穴が塞がっていきますが、クローン病のような腸に炎症のある人では解消するのに時間がかかります。そのため頻回に小麦製品を食べると頻回にリーキーガットが起こるため、長期的に見ると好ましくない結果を招くワケです。

でもパンやパスタのような小麦製品は欧米人は主食として食べているのに、どうして小麦がよくないと言えるのか？　と考えるかもしれませんが、小麦があまりよくないのは欧米人でも同じです。セリアック病という小麦グルテン摂取に関連して小腸に炎症を起こす自己免疫疾患は欧米人に多く、人口の1%程度に発症します。欧米でグルテンを含まない食事、グルテンフリーダイエットが人気のある理由です。

欧米人でも小麦摂取は控えたほうがいいのは日本人と同じなのです。日本人には少ない理由として遺伝的要素とともに、小麦摂取の頻度が少ないことも要因と考えられています。工業的につくられたパンの摂取では発酵時間が短く、グルテン分解が少ないため、より多くのグルテンに暴露されていると考えられています。

グルテン以外にも小麦にはアミラーゼ・トリプシンインヒビターという炎症を引き起こすたんぱく質も含まれています（J Exp Med. 2012）。また日本人の疫学データでは、**悪玉コレステロール（LDLコレステロール）が高い人はパンが多く、米が少ない食事をしている傾向が多いことは指摘されています**（J Atheroscler Thromb. 2023）。

ご飯を食べるより、パンを食べたほうが調子がよいということが事実なら、それは個人差として考えるしかありません。しかしそれでも一度1カ月以上小麦製品を摂取することをやめて経過をみてほしいと思います。その上で再度パン、パスタを食べてみて、反応をみてください。経験的に30～40％の人は再小麦摂取後に強烈な眠気、頭痛、疲労感、腹痛、便秘の発症を訴えることが多いです。このような反応を示す方は**小麦製品はあくまでも嗜好品としての摂取にしておくべきです。**ただし小麦は中毒性が非常に高い食品ですので、パン、パスタを頻回に摂取している人が長期小麦断ちを実施するには強い意志力が必要です。

Q6 1日350gの野菜をどうやったら摂れますか？

A 糖質の量とたんぱく質の量に気をつけた食事を摂ろうとすれば、必然的に野菜を多く摂る食生活になっていきます。そうなると1日350gの野菜を摂ると一般的に言われますが、実際は大した量ではありません。厚生労働省の「国民健康・栄養調査」では、50代以降の人の平均では270g〜300g程度の野菜を摂取できていますので、日常の生活に50g〜80g程度の野菜を追加するだけでよいわけです。通常の大きさのにんじん半分で70g程度、ごぼう半分で50g程度、オクラ3本で50g程度ですから問題がないはずです。

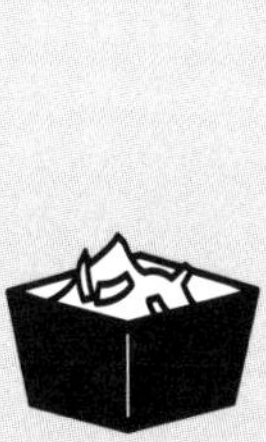

実際に問題となるのは20代から40代の人で、平均で250g前後ですので、野菜摂取量不足が目立ちます。野菜を摂取するにはサラダや煮物などの食事として用意

することや、発酵保存食としてストックしておくなどがあります。しかし、手間がかかるしコストもかかりますので、なかなか実現できないのが実情だと思います。

そのため現実的な対策としては**味噌汁の中に可能な限りの野菜を入れた食事を摂取することです。鍋の中にきのこや生姜などとともに野菜を入れて、具沢山の味噌汁にしてしまえば手間も時間もそれほどかかりません。**一緒に卵や肉、魚を入れてしまってもいいでしょう。

Q7 10割蕎麦とふつうの蕎麦のどちらを食べたらいい？

A

通常の蕎麦は弾力やコシを出すために小麦を蕎麦粉に混ぜてつくられています。10割蕎麦は文字通り蕎麦粉１００％ですので、食感にざらつきがあってぶちぶちと切れます。通常の蕎麦はさまざまな原材料を添加物とともに混ぜてつくられている超加工食品です。当然、蕎麦粉１００％でなるべく添加物を使用していない製品の方が、加工度が低くなるので望ましいワケです。

蕎麦粉にはルチンというポリフェノールが含まれています。またマグネシウムや食物繊維も豊富です。食物繊維が含まれているために血糖上昇効果を抑えてくれるために、米粉や小麦に比べて血糖上昇が緩やかになります。

蕎麦粉の割合が低くなる通常の蕎麦は、蕎麦粉の健康効果が低減してしまいます。可能なかぎり添加物の少ない10割蕎麦を食べる方が望ましいです。蕎麦粉ももちろんメインの成分はデンプンですから、糖質のひとつとしてカウントします。

Q8 MCTオイル、オリーブオイルの質のよさはどこで判別すべきですか？

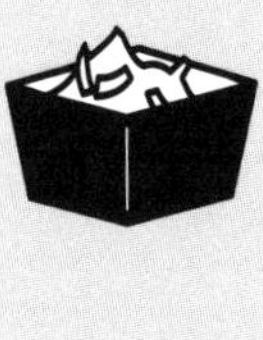

A オイルの偽装は世界中で問題となっています。その中でもオリーブオイルの偽装は日本でも話題になりました。イタリア産オリーブオイルの72％がピーナッツオイルやヒマワリ油などを混ぜた偽装の可能性があることが発表されました。

本来オリーブオイル、とくにエキストラバージンオリーブオイルは希少なものです。コールドプレスと呼ばれる強い圧力でオリーブをそのまま絞った形でつくるオイルは、工業的に絞り出したオリーブオイルに比べて必然的に値段が高くなります。

オリーブオイルは蛍光灯の光ですら劣化するものなので、遮光された瓶に入っていないスーパーで並ぶオリーブオイルが健康的なオリーブオイルである可能性はゼロです。オリーブオイルを選ぶ時は遮光された瓶に入っており、ラベルに最低限、原産国およびその地域が記載されていること、できればオリーブの品種およびその収穫時期について記載されているものを選びたいです。値段が安いオリーブオイルは確実に偽物、もしくは品質が悪いものなので1㎖あたり4〜5円以上のものを選んでください。

同じくMCTオイルについても認知度が上がってきたため、さまざまな商品に使用されるようになりました。しかし、残念ながらMCTオイルがあらかじめ入った製品化されたコーヒーやパウダーなどはおすすめできません。それはオリーブオイルと同じくクオリティの問題が懸念されるためです。

MCTオイルは、ココナッツやパーム（アブラヤシ）の実や種子などから抽出したオイルです。ココナッツオイルを購入しようとすると、その値段の幅に気がつくと思います。ココナッツオイルもオリーブオイルと同じく、高圧力で圧搾したエクストラバージンオイルと工業的に精製したオイルに分かれ、値段が大きく異なります。同様にココナッツオイルから抽出したMCTオイルにも値段の違いが生まれることになります。

アブラヤシの油はパーム油と呼ばれます。パーム油は世界で最も生産されている油でほとんどが工業製品です。スーパーマーケットで売られているさまざまな加工食品に含まれている植物油脂はほとんどがパーム油です。マーガリンや石鹸の製造にも使用されています。パーム油は、含まれる不飽和脂肪酸が多く劣化しやすいため（Molecules. 2015）、なるべく**ココナッツ由来のMCTオイルを使用してください。**

Q9

ジャガイモ、サツマイモ、ヤマイモ、ナガイモの中でおすすめのイモはありますか？

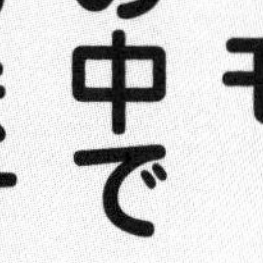

A イモはデンプンなどの炭水化物を多く含み糖質量が多いため、その摂取量には注意が必要です。しかし主食として食べる場合は、米や小麦に比べて水分含有量が多く、少ないカロリーで満足感が得られます。そのためイモを食べる場合は、主食として摂取するならば、米の代わりと考える。おかずとして食べる場合は少量にとどめる必要があります。

ジャガイモはビタミンCやカリウムの含有量が高く、定期的に摂取しておきたいイモになります。ただし、焼いたり、ポテトフライなどではなくて、煮たり蒸したりして高温で料理しないようにしてください。高温で調理するとメイラード反応

（褐色反応）が起こり、アクリルアミドなどのＡＧＥがつくられてしまいます。アクリルアミドは発がん性があることは確実ですので、その摂取量には注意が必要です（Front Nutr. 2018）。**市販のポテトチップスには大量のアクリルアミドが含まれていますので、とくに摂取は避けたい食品です。**市販のポテトフライは加工食品ですので、どうしてもポテトフライが食べたい時は、熱に強いココナッツオイルやギー（バターの油）を使用して自作するようにしてください。

とろろの元になるナガイモは、粘り成分であるムチンを含むため胃腸の粘膜保護があります。また皮を向いて乾燥させたものは、山薬《さんやく》という漢方薬の生薬として利用されます（Molecules. 2022）。サトイモは食物繊維とカリウムが豊富で、含まれる水溶性食物繊維が独特のぬめりを作り出します。含まれる食物繊維のひとつである**マンナンはコンニャクにも含まれており、便秘予防に有効です。サトイモの成分には抗がん効果や免疫調整効果も期待されています**（Int J Mol Sci. 2021）。

このようにイモには健康成分が豊富に含まれており、少量ずつであっても定期的に摂取することを心がけたいですが、**最も摂取してほしいイモはサツマイモです。**サツマイモは食物繊維やカリウム、ビタミンCはもちろん、代謝に重要なビタミンB群や抗酸化物質のビタミンEを豊富に含みます。サツマイモのオレンジ色は抗酸化物質であるβ-カロテンを多く含んでいることを示します。ベニイモなどの紫色の品種のイモは同じく抗酸化物質であるアントシアニンを多く含んでいます。**沖縄の高齢者が長寿である理由のひとつとして若い時にサツマイモを主食としてきたことが挙げられています。**最近では一年中スーパーで焼きイモコーナーが常設されているほど人気です。時間をかけて焼きイモにしたり、蒸したり煮たりして、定期的に摂取してほしい食品です。

Q10 「水は1日2リットル飲んだほうがいい」ですか？

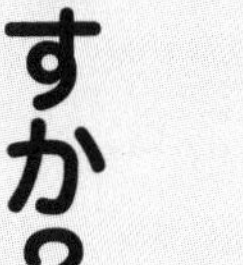

A

水分の摂取量についてはたくさん飲むほうがいい、とかあまり飲む必要はない、などいろいろ言われています。また水太りという言葉があるように、むくみなど水分が溜まっていることによって体重が増加している時に、水抜きダイエットというダイエットがあるかのように宣伝もされています。言葉の意味を間違えると、この水抜きダイエットは危険なため注意が必要です。

体から水分を抜くために食事を摂らないように、水を摂取しないようにするようなことがないように気をつけてください。体から水分を抜くためには水分を制限する必要はありません。**制限するのは糖質です。**糖質を制限すると肝臓、筋肉内に貯蔵されたグリコーゲンが分解されます。グリコーゲンをブドウ糖に分解する時に水を必要とするために水分が消費されること、および糖質を制限してインスリン値が低下すると腎臓からナトリウム（塩分）の排出が亢進するため、むくみは自然に解消していきます（Hypertension. 2018）。

水分の摂取に関しては、たくさん摂取すると体調が悪くなる人を除き、極力多めに飲むことが望ましいと考えています。ただし飲む時間帯に関しては意識的に午前中に多く飲むことを意識してほしいと思います。人は寝ている間は水分を摂取しません。そのため朝一番は確実に水分不足になっています。**水分をしっかり取らずに活動したり、コーヒーを摂取したりすると脱水が助長され、脳梗塞などのリスクが上がります。1日の水分量としては体重1kgあたり32㎖、体重60kgで2ℓ程度の水分を食事以外で摂取するようにします。**トイレに頻繁に行くことになりますが、その時に尿が薄い黄色であることを確認してください。午後、夜間のカフェインの摂取や、寝る直前の水分の摂取は睡眠の質に悪影響をあたえるため避けてください。

Q11 サプリをあえて使用する場合は、どんな時ですか？

A

サプリメント（supplement）の意味は補助、補足です。あくまでも食事で十分摂取することが難しい栄養成分を補助的に摂取するためのものです。そのため原則は何とか食事で十分賄えるようにしていくことです。僕自身これまであらゆるサプリメントを購入して試してきましたが、正直体の調子が変わったなと思えるものはビタミン剤を除きありませんでした。そのビタミン剤も現在では飲んでも体調変化を実感できませんので飲んでいません。

しかし、現代の野菜や果物に含まれているビタミンやミネラルは激減していることは事実なので不足しがちになりやすい栄養素があることは間違いありません。年齢を重ねるにつれて消化能力の低下は避けられませんので、消化酵素などは必要なサプリメントです。体内のコラーゲン合成に必要なアミノ酸である**グリシン**は、食

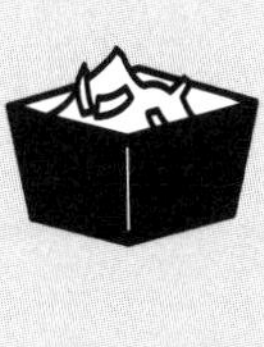

事から十分摂ることが難しいアミノ酸ですので、定期的にグリシンの補給をする必要があります。

そのため長めのファスティングをしたり、外食が続くなど**不規則な食事をする場合には、マルチビタミン、ミネラルのサプリメントを摂取することは必要です。**

消化酵素は食事量、とくにたんぱく質摂取が多くなる時は摂取したほうがいいです。普段の食事でも消化酵素をとった方が胃腸の調子がよい場合は、食事ごとに摂取すべきです。グリシン補給のためにコラーゲンパウダーは週3～4回摂取するようにします。

最終的に僕がサプリメントとして用意しているのは、**マルチビタミンやミネラルのサプリメント、消化酵素サプリメント、コラーゲンパウダー、そしてMCTオイルだけです。**

その他には冬の時期の不足を補うための**ビタミンD/K2**、風邪を引いた時のために**亜鉛、ビタミンC、オレガノオイル**です。健康にいいからという話を聞いて漫然とサプリメントを摂取することは避けてください。そういった情報を入れすぎて、毎日大量のサプリメントを摂取している人がいますが、そんなことより普段の食事を見直し、運動した方が健康効果は高いです。

効果があると感じているサプリメントでも、必ず一定期間摂取しない期間をつくってその効果を確認することが必要です。**服用を中止しても体調が変わらないサプリメントはどんどん減らしていくようにしてください。また極端な食事制限を伴うダイエットをする場合は、どれだけ食事を減らしてもビタミン不足にだけはならないように、ビタミンサプリは必須です。**

Q12 食べるな、危険！ベスト3は？

A 健康によいものしか口にしないという考え方を持ってしまうと、さまざまな場面で精神的なストレスが大きくなります。時には「これ体に悪いんだけどね」と思いながらも、会食の機会などは楽しく食べることは必要です。その後調整する期間をしっかりとれば問題ありません。しかし僕が常日頃気をつけている、これだけは決して口にしないものをあえて3つ挙げるとしたら以下になります。

1　コンビニ弁当

自宅から持っていくお弁当とコンビニのお弁当はまったく違うものであると認識できているでしょうか？　大量につくられるお弁当はより保存性が求められます。時間がたっても見た目が変化しにくいことも重要です。例えば米ではつやつやで硬

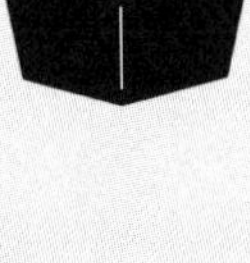

くならないようにするために、植物油脂やグリシンなどの添加物、pH調整剤などの保存料を入れて炊いてあります。同じくおかず、とくに肉類のおかずには、時間がたっても食感が損なわれないようには亜硝酸ナトリウムなどが添加されています。揚げ物も大量につくられるために酸化した油が使用されますので、決して体にいいものが入っていることはありません。あくまでも他に食べるものを手に入れられないために口に入れるものであって、毎日食べ続けるものではないものであると認識してほしいのです。

添加物の腸に対する危険性が論文として報告されるようになったのは最近のことです（Nat Commun. 2022）。添加物の安全性はあくまでも短期間、単一の成分に関して確認がとれているだけで、複数の添加物を長期間にわたって摂取することの安全性に関しては何ひとつ確証のある事実は得られていません。

サラダも色が悪くならないように発色剤が使用され、生野菜を食べるメリットのひとつである表面に付着する乳酸菌などは次亜塩素酸で殺菌されてしまっています。コンビニサラダは見た目は自宅でつくったサラダと変わりはありませんが、明らかな加工食品です。健康のためにコンビニサラダを手に取る人も多いと思いますが、付属の添加物がたくさん入ったドレッシングと一緒に食べてしまっては、逆に不健康な食品になってしまいます。

さらにコンビニのお弁当を電子レンジで温めて食べると、たんぱく質などの立体構造が変化し、プラスチックが高温で熱せられて溶出します。その溶出する量は8倍以上になるとデータは示しています(Environ. Sci. Technol. Lett. 2023)。温めるならガラス容器に移してから温めないと、有害物質を増加させて摂取することになります。

2 清涼飲料水(ジュース、エナジードリンク)

現在販売されている清涼飲料水のラベルを確認すると、砂糖の代わりにブドウ糖果糖液糖が使用されています。昔からあるジュース、炭酸ジュース、缶コーヒーに至るまでほとんどの商品がブドウ糖果糖液糖もしくは人工甘味料（アスパルテーム、アセスルファムカリウム、スクロース）に置き換えられていますが、企業にとってみればコストダウンのためには仕方ないかもしれません。

しかしこれらの糖液が人体に与える影響はまだ歴史が浅く、その安全性に関しては疑問を持つ必要があります。もちろん砂糖のたっぷり入った飲み物が体によいワケではありませんが、その使用されてきた歴史を考えると、どちらの入った飲料を選択したらいいかは判断できると思います。

アメリカではブドウ糖果糖液糖の増加に一致するように肥満率の急上昇を認めています（Am J Clin Nutr. 2004）。人工甘味料に関しても糖尿病（Nature. 2014）、がん（PLoS Med. 2022）との関連性が疑われています。**人工甘味料が腸内細菌に悪影響を与えることは間違いなく、この腸内細菌の変化が疾患の発病と関連しているのではないか**

と考えられています（PLoS One. 2017）。外食の際に飲むジュースやカクテルに入っている甘味料は、ほとんどブドウ糖果糖液糖、もしくは人工甘味料です。なるべく口にしないように、腸内細菌に悪影響を与えないようにするためには、自ら手に取る飲料ではブドウ糖果糖液糖・人工甘味料入りの飲料を意識的に避けていく必要があります。喫茶店、カフェでのガムシロップ、エナジードリンクも同様の危険をもった飲料であることは認識すべきです。

3　トクホ・機能性表示食品

トクホという言葉は聞いたことがありますよね。トクホは特定保健用食品の略語で、体の生理機能に影響を与える成分（保健効能成分）を含み、その摂取により、機能改善が期待できる食品です。トクホとして販売するには、食品の有効性や安全性について消費者庁が審査を行います。そのため許認可を受けたトクホ商品には、消費者庁認可のマークとして人が両足を広げて両手を挙げているマークが付けられています。トクホの審査は厳しく、保健効能成分の含有量の分析試験の実施や、有効性の証明として査読付きの論文が発表されることが求められています。トクホに似たものに機能性表示食品がありますが、こちらは国の許認可は必要なく事業者が自らの責任において食品の安全性・有効性の根拠を示すだけのものになります。

トクホは1000件以上の商品が登録されていますが、その中には体脂肪を減らすお茶や、腸に善玉菌を届けて腸内環境を整え、血圧を下げるドリンクや、LDLコレステロールを下げるマヨネーズなどさまざまなものがあります。

しかし食生活を全く変えずに、運動をすることもなく、トクホだけを口に入れて何か変わるのでしょうか？

これらトクホ商品は基本的には有効成分を追加している加工食品です。加工の過程でさらにさまざまな添加物が入っているものもあります。

腸内環境を整えるトクホに、腸内環境を悪化させる人工甘味料が使われていたりするのを見ると、何のための食品なんだろうと思います。緑茶の成分であるエピガロカテキンガレートはコレステロールを減らしたり、脂肪の吸収を抑える効能があるためにトクホのお茶にさらに添加されています。しかし、**エピガロカテキンガレートも量が過剰になると肝臓にダメージを与えるリスクがあります**（Oxid Med Cell Longev. 2015）。体にいいと思い込んで過剰摂取しないように気をつけなくてはいけません。

トクホというその健康効果について、国のお墨付きが得られているような印象を与えますが、**実質は特定の成分を添加した加工食品であることには変わりありません。**成分に関しても後に思いもよらなかった有害事象が生じる可能性もあります。

赤ワインに含まれているレスベラトールは抗酸化作用、老化防止作用、抗炎症作用、心臓保護作用などを示すポリフェノールで、その健康効果を期待して多くのサプリメントがつくられ販売されました（Int J Mol Sci. 2020）。しかし容量が多くなると逆に炎症を引き起こしたり、酸化を促進したりすることがわかり、腎毒性、胃腸障害、内服薬の代謝障害などのいくつかの有害作用が報告されたのは後のことです。**特定の成分だけを強化した加工食品には一定のリスクがあるため、基本はその成分を含んだ食品から摂取していくという考えが基本になります。**

エピローグ　血糖値を上げない3つの秘訣

「これ、血糖値どれくらい上がるかな？」

口に入れる前に考えるのが癖になってからもう5年近くになります。そんなことを考えながら食べるなんて、つまらなさそうって思うかもしれませんが、いろいろ勉強するにつれて自然とそうなっていくものです。以前は血糖値がどれくらい上がるかなどはまったく考えずに、菓子パンやチョコレートを食べていました。病院で忙しく働いていた時は、朝、昼、夕方、深夜と血糖値を急激に上げる食生活は当たり前でした。食事やおやつを食べる度に血糖値が上昇しているのですが、実際に血糖値が上がる度に体に起こっている変化について理解している人は少ないと思います。

通常食事をすると2時間程度で血糖値はピークを迎え、その後低下していきます。2～3時間おきに何か食べているような生活では血糖値が下がる時間がありません。

血糖値が上がる度に全身の動脈は反応します。血管内皮機能検査（ＦＭＤ検査）という超音波で行う血管機能検査があります。動脈硬化は血管にある内皮細胞の機能低下から始まりますが、ＦＭＤ検査で動脈の機能低下を確認することができます。

血糖値が正常値からはずれて上昇している時にＦＭＤ検査を行うと、血糖値が上昇している間、血管はダメージを受けてその柔軟性が失われています（Eur J Clin Invest. 2005）。もちろん血糖値が元に戻れば、血管の柔軟性も元の状態に戻ります。しかしそれが繰り返し毎日ダメージを与えられたら、どこかの段階で元に戻らなくなります。

実際このＦＭＤ検査は動脈硬化を初期の段階で発見するために行われます。血糖の上昇は常に血管にダメージを与えるということは間違いありません。**血糖値の上昇に比例して体内で計測される酸化ストレス度も増加しています**（J Am Coll Cardiol. 2008）。このように血糖の上昇というのはヒトの体にとって大きな脅威であるため、少しでも血糖値が上昇している時間が短くなるように、ヒトはインスリンホルモンによる血糖コントロールシステムを持っているのです。

１９８０年代後半ごろからインスリン抵抗性を中心とした数々の代謝異常を引き起こす「シンドロームX」と呼ばれた病態は、今ではメタボリック症候群と呼ばれるようになりました。インスリン抵抗性があるためにほとんどの人が血糖コントロール異常を持っているワケですが、それと同時に重篤な代謝疾患を抱えています。それが脂質代謝異常、すなわち中性脂肪の上昇、コレステロール値の異常、そして脂肪肝です。

血液検査の際に遠心分離を行うと、血液は大きく2つの層に分かれます。ひとつは血液の中の赤血球を含む赤い層でもうひとつは血液の水成分である血漿成分です。そして、この**血漿成分は通常黄色透明ですが、血漿成分が白濁している人たちが存在します。**この人たちの血漿の中には何が存在しているのでしょうか？　それは中性脂肪をたっぷりと含んだ脂質やたんぱく質です。この白濁した血液は粘性が強く、血管を詰まらせるリスクが高いため、中性脂肪の値が高いと心臓病や脳卒中のリスクが高まることが近年注目されるようになってきました（Eur Heart J. 2020）。一般にはLDLコレステロールの値が高いことが心臓病のリスクと考えられていますが、LDLコレステロールが正常であっても中性脂肪が高ければ心臓病リスクが上昇することが示されています（Diabetes Obes Metab. 2020）。

そして、**現在では食後の中性脂肪の値が注目されています。**以前から食後中性脂肪が高い人は心臓病のリスクが高いことは知られていました（Am J Epidemiol. 2001）。食後には、血糖値と同様に中性脂肪の値も上昇します。中性脂肪の高値は食後6時間程度続きます（Eur Heart J. 2016）。この食後の中性脂肪の値に大きく影響を与える要素があります。ここでも登場するのは血糖値の異常です。血糖値異常のない人は食後6時間で中性脂肪の値が低下するのに対して、糖尿病予備軍、糖尿病の人は中性脂肪が6時間を超えても上昇し続けます（Heart Vessels. 2016）。元の値まで戻るのはいったいいつになるのかわかりません。中性脂肪で白濁した粘性の強い血液が何時間も流れ続けることになれば当然血管が詰まるリスクが上がることは想像に難くありません。

この本で一環してお伝えしたいのは血糖値の異常についての問題意識です。そして、血糖異常をベースとした脂質代謝異常は現時点での症状の有無に関係なく非常に恐ろしいことが体に起こっているのだと想像してほしいのです。そのためには普段から血糖値が上がりすぎないような食習慣、運動習慣が必要になります。本書で紹介したように**「現時点で代謝できる以上の糖質を摂取しないこと」**や**「血糖を素早く収納する器官である筋肉を鍛えること」**などは普段から行っておく必要があります。また睡眠不足もまた糖尿病とのリスクが指摘され（Curr Diab Rep. 2016）、また翌日の過食との関連もあることから、**十分な睡眠をとる**習慣もまた血糖値を上げすぎない体を維持する上では重要です。

最後に血糖値や中性脂肪が低い時間帯を作るための3つの食事の注意点をお話しします。

1つ目はいかに食べていない時間を長くとれるかです。血糖異常のある人は血糖値も中性脂肪値も正常になるまでには時間がかかります。まだ十分に下がっていない状態の時に何かを口にしてしまうと、再び上昇してしまい正常値に戻る暇がありません。血糖値異常、中性脂肪値の異常がある人は少なくとも12時間以上は食事を摂らない時間を維持する必要があります。1－10で紹介した**「間欠的ファスティング」**は体に血糖値と中性脂肪値が正常になる時間をもたらします。

2つ目は「糖質を何と一緒に食べるか」を意識することです。血糖値を上昇させないためには1－8で紹介したように食物繊維を摂りながら食事をすると急激な血糖上昇を抑えることができます。「脂質」は糖と一緒に摂取すると、腸の中で糖と絡み合って吸収を抑える作用がありますので、血糖値が上がりにくくなります（J Am Coll Cardiol. 2008）。ナッツは食物繊維が豊富で、同じく脂質が豊富であるために、食前、食間に摂取しておくと血糖コントロールが容易になります（Metabolism. 2007）。「酢」は同じく血糖値の上昇、とくに食後1時間の血糖上昇を抑えることができるため、食事前にリンゴ酢を摂取したり、サラダのドレッシングに酢を併用することは簡単にできる血糖対策です（J Am Coll Cardiol. 2008）。そのメカニズムは筋肉の中への糖をすばやく収納することにより起こります（J Diabetes Res. 2015）。さらに「酢」には食後インスリン分泌を抑制させる効果もあり、食後低血糖に抑えてくれます（Eur J Clin Nutr. 2005）。

3つ目は糖質摂取直後の運動です。えっ、ご飯食べた後、すぐに動くのですか？と思うかもしれませんが、その通りです。とは言え激しい運動ではなく、しっかり歩くことです（Med Sci Monit. 2018）。平均年齢50歳の3年以上糖尿病治療を受けている患者さんに、食事の一口目を食べてから30分後に20分間早歩きで歩いてもらいました。すると歩いた人と歩かなかった人では食後の血糖値のピークの値がまったく異なりました。歩かなかった人の血糖値は食後60分から90分までどんどん上昇し続けます。それに対して運動した人の血糖値は、運動開始後15分程度、すなわち食後45分をピークに下がり始めます。その血糖抑制効果は約1時間続き、結果高い血糖値スパイクは形成されずにコントロールされます。

血糖値が上昇してくるタイミングで、運動することにより、素早く筋肉の中に糖を収納できるために血糖値スパイクをつくらず、結果的にインスリンの分泌を抑えられるため、食後低血糖も起こりにくくなります。**昼ご飯を食べた直後から20分ぐらいしっかり歩けば、午後の低血糖による強烈な眠気を予防することができます。**また誘惑に負けて甘い物を食べ過ぎてしまった後でも、早歩きでしっかり動くことで体のダメージは最小限になります。

健康診断で血糖値や中性脂肪の値が少しでもひっかかる、超音波検査で脂肪肝と言われる時は、「ちょっと健康診断でひっかかって」などと笑いながら答える状態ではなく、体が急速に老化しダメージを受けていると認識してほしいです。症状がない段階なら生活習慣を変えるだけで元の状態に戻すことができます。

手軽さ、おいしさを求めて加工食品を摂取する機会が多い現代では、生活習慣の乱れは小学生の頃から始まっていると報告されています。日本の子どもたち（小学校高学年から高校生）のうち約10％は肥満になっています。メタボという言葉は今では認知度も上がり、太ったおじさんの代名詞のように使われますが、屋内での活動が多くなっている現代人のメタボの開始はどんどん早まっています。50歳以下の高血圧、脳梗塞、がんなどの慢性疾患が増加している日本では、ますます健康知識を普及させることが必要です。マーケットの宣伝に乗せられて安易に健康食品やサプリメントを摂取したり、コンビニの弁当などで食事をすますのではなく、食事、運動、睡眠にもっと時間と意識を向けていくことができれば、日本人の健康度を上げる、医療費を抑制する、自立した老後を送れる人をもっと増やすことなどはそれほど難しいことではないはずです。

今は月の半分以上を単身、宮古島で生活しており、本書の執筆は宮古島での診療の合間に行いました。宮古島では健康的な薬草やハーブ、野菜がたくさんあり、その研究も行っています。高校生になった長男達也と中学の野球部をがんばる次男の陽路の世話を、医師として働きながら行ってくれている妻の賀子さんの支えで宮古島に滞在することができています。

宮古島の人々のがんによる死亡率は、驚くべきことに日本全体のがんによる死亡率のおよそ1・5倍です。健康的な食材を安価で簡単に手に入れられるにもかかわらず、食事が極端に欧米化されて、車移動が多く、肥満が目立つ現状を見ると、いかに健康に関する知識が重要であるかを思い知らされます。

本書の巻頭で紹介されている、例えズボラな人であっても簡単につくることができるおいしい機能回復のレシピはぜひ一度自分で試してみてください。時間のある時に仕込みをしておけば短時間で準備ができるので、お弁当や夜ご飯の質を簡単に変えることができます。最後に健康レシピを考案してくれたエイジングコンサルタントの齋藤真由美さんに感謝いたします。

石黒成治

［著者略歴］

石黒成治（いしぐろ・せいじ）

消化器外科医、ヘルスコーチ
1973年、名古屋市生まれ。1997年、名古屋大学医学部卒。国立がん研究センター中央病院で大腸がん外科治療のトレーニングを受ける。その後、名古屋大学医学部附属病院、愛知県がんセンター中央病院、愛知医科大学病院に勤務する。2018年から予防医療を行うヘルスコーチとしての活動を開始。腸内環境の改善法、薬に頼らない健康法の普及を目的に、メールマガジン、YouTube、Instagram、Facebookなどで知識、情報を分かりやすく発信している。「Dr Ishiguro」YouTubeチャンネル登録者数は28万人（2023年5月現在）。著書に『食べても太らず、免疫力がつく食事法』『医師がすすめる 少食ライフ』（ともに弊社刊）がある。

不調《ふちょう》を治《なお》す 血糖値《けっとうち》が下《さ》がる食《た》べ方《かた》

2023年6月21日　初版発行

著　者　石黒成治

発行者　小早川幸一郎

発　行　株式会社クロスメディア・パブリッシング
〒151-0051 東京都渋谷区千駄ヶ谷4-20-3 東栄神宮外苑ビル
https://www.cm-publishing.co.jp
◎本の内容に関するお問い合わせ先：TEL（03）5413-3140／FAX（03）5413-3141

発　売　株式会社インプレス
〒101-0051 東京都千代田区神田神保町一丁目105番地
◎乱丁本・落丁本などのお問い合わせ先：FAX（03）6837-5023
service@impress.co.jp
※古書店で購入されたものについてはお取り替えできません

印刷・製本　中央精版印刷株式会社

ISBN978-4-295-40843-7　C0030